PATHOLOGIE und KLINIK

IN EINZELDARSTELLUNGEN

HERAUSGEGEBEN VON

L. ASCHOFF · H. ELIAS · H. EPPINGER
FREIBURG I. BR.　　WIEN　　　　WIEN

C. STERNBERG · K. F. WENCKEBACH
WIEN　　　　　　　WIEN

BAND VI

DAS BERIBERI=HERZ
VON
K. F. WENCKEBACH

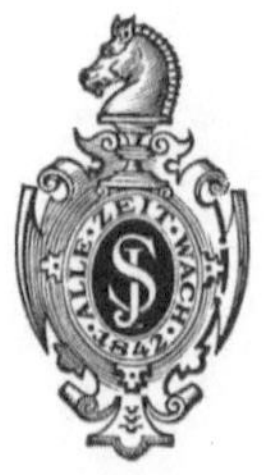

Springer-Verlag Berlin Heidelberg GmbH
1934

DAS
BERIBERI=HERZ
MORPHOLOGIE · KLINIK · PATHOGENESE

VON

PROFESSOR DR. K. F. WENCKEBACH
EM. VORSTAND DER I. MEDIZINISCHEN UNIVERSITÄTSKLINIK
WIEN

MIT 38 ABBILDUNGEN

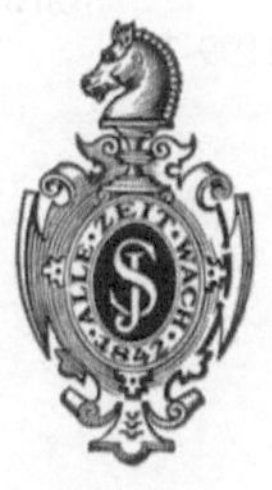

Springer-Verlag Berlin Heidelberg GmbH

1934

ISBN 978-3-7091-2155-9   ISBN 978-3-7091-2199-3 (eBook)
DOI 10.1007/978-3-7091-2199-3

Vorwort.

Vor einigen Jahren erhielt ich von der Direktion der „Koningin Wilhelmina Jubileum Stichting" in Batavia (Java) eine Einladung, mich für einige Zeit nach Niederländisch-Indien zu begeben, um mich dort nach eigener Wahl dem Studium eines tropisch-medizinischen Problemes zu widmen. Im besonderen wurden, gemäß den Satzungen der Stiftung, die tropischen Volksseuchen als Gegenstand einer eingehenden Untersuchung empfohlen. Diese willkommene Einladung bot mir die Gelegenheit, den lange von mir gehegten Wunsch zu verwirklichen, die kardiale Form der Beriberi und das noch so ungenügend verstandene Beriberi-Herz aus eigener Anschauung kennenzulernen und womöglich einen Versuch zu wagen, bis jetzt nicht Verstandenes aufzuklären. In Zusammenarbeit mit der noch jungen und tatkräftigen medizinischen Fakultät in Batavia und von den Kollegen in den Tropen in meinem Bestreben aufs Freundlichste unterstützt, konnte ich die zu meinem Zwecke unentbehrlichen Untersuchungen ganz nach Wunsch durchführen und vielleicht einen bescheidenen Beitrag zu unserer Kenntnis dieser merkwürdigen Krankheit Beriberi liefern. Die unbegrenzte Gastfreundschaft von alten und jungen Kollegen, das interessante Problem des Beriberi-Herzens, welches sich der Werbung eines Neulings in tropenmedizinischen Fragen nicht gänzlich entzog und nicht zuletzt die Wunder der tropischen Natur auf Java, Bali und Sumatra machten mir die in Niederländisch-Indien und Malakka verlebten sieben Monate zu einem unvergeßlichen Erlebnis. Es ist mir ein inniges Bedürfnis, dem Vorstand der oben genannten königlichen Stiftung für seine großzügige Einladung meinen herzlichsten Dank auszusprechen.

Ein besonderes Wort des Dankes gilt auch den vielen Kollegen, die mir ihre Person und ihre Institute samt Stab für meine Zwecke zur Verfügung stellten. Ich darf nicht unterlassen, hier einige Namen zu nennen: Vor allem waren es die Professoren der pathologischen Anatomie, Dr. Bonne von der Medizinischen Fakultät in Batavia und Dr. H. Müller der Niederländisch-Indischen Ärzteschule in Surabaja, bei denen ich mein Hauptquartier aufschlagen durfte und die es mir leicht machten, mich in mein altes Fach, die Morphologie, wieder einzuleben. Die beiden internen Kliniker dieser medizinischen Zentren, Professor C. D. de Langen und Dr. W. Ch. Aalsmeer, mit denen mich die ganz besondere Beziehung des alten Lehrers zum erfolgreichen Schüler verbindet, versorgten mich mit dem vorhandenen klinischen Material und halfen mir mit ihrer reichen Erfahrung auf diesem heiklen Gebiete der tropischen Medizin.

Ein ganz besonderes Glück führte eines Tages Dr. J. TULL, den „Government Pathologist" aus Singapore in mein Haus. Ich wußte damals schon, daß die schweren Fälle des akuten Herztodes der Beriberi auf der schon bedeutend sanierten Insel Java immer seltener zur Beobachtung kamen, so daß es zweifelhaft erschien, ob ich überhaupt Gelegenheit haben würde, dort Autopsien durchführen zu können. Dr. TULL konnte mir dies aber mit größter Wahrscheinlichkeit zusagen und war bereit, mir bei meinen Bestrebungen zu helfen. Tatsächlich habe ich durch seine Einladung ein reiches anatomisches Material in Singapore sammeln, und dadurch auch Grundlage und Fragestellung für weitere klinische Untersuchungen gewinnen können. Auch hier war die Zusammenarbeit mit den britischen Kollegen ebenso ergiebig wie freundschaftlich, auch hier fand ich das regste Interesse an meiner Arbeit und für das Studium der tropischen medizinischen Probleme.

Zurück in Wien, mußte ich meinen Kollegen der pathologischen Anatomie mit der Bitte um Unterkunft und technische Hilfe belästigen. Mit seiner bekannten Hilfsbereitschaft hat Professor R. MARESCH mich in der unter seiner Leitung aufblühenden alten ROKITANSKYSCHEN Werkstatt aufgenommen. Er und sein Stab haben mich in jeder Hinsicht unterstützt; so fühlte ich mich auch hier von allen guten Geistern umgeben und aufs Beste versorgt.

Bei der Darstellung der Ergebnisse dieser Arbeit, welche sich vor allem auf morphologische Tatsachen gründen, bin ich den Leitsätzen der Serie „Pathologie und Klinik in Einzeldarstellungen" gefolgt: Ich bringe hauptsächlich eigene Untersuchungen und Erfahrungen und „habe die Berücksichtigung der Literatur, wie sie in Handbüchern und Sammelreferaten üblich ist, zurücktreten lassen"; auch habe ich mich auf das von mir selbst gesteckte Herzkreislaufproblem beschränkt, was um so mehr erwünscht war, weil es augenblicklich eines der wichtigsten Rätsel der an Problemen so reichen Beriberi-Krankheit darstellt.

Wien, im März 1934.

K. F. WENCKEBACH.

Inhaltsverzeichnis.

Einleitung.

Die Beriberi ist bekanntlich eine in hochtropischen Ländern vorkommende endemische Krankheit jener Teile der Bevölkerung, welche sich fast ausschließlich von Reis nähren. Ob auch unter anderen Bedingungen, z. B. in nördlichen Gegenden, echte Beriberi vorkommt, ist nicht sicher, wiewohl man in Zeitungsberichten von Beriberi-Epidemien bei Hungerzuständen, z. B. auf Island, liest. Die Beriberi soll jedenfalls nicht als eine Hungerkrankheit betrachtet werden, der Körper zeigt gar nicht selten einen reichlichen Fettvorrat und das sog. Hungerödem ist etwas ganz anderes als die schweren, akut letal verlaufenden Fälle von Beriberi.

Vor ungefähr 50 Jahren und noch bis tief in dieses Jahrhundert hinein hatten alle Kolonialmächte gegen diese, besonders bei Arbeitern, Soldaten, Gefangenen, Kulis auf den Kulturunternehmungen, jedoch auch auf dem Lande in der Dessa vorkommende Seuche einen schweren Kampf zu führen. Infolge der gewaltigen Zahl der Krankheitsfälle war ihre Heilung, ihre Ausmerzung und womöglich ihre Vorbeugung nicht nur ein humanes und hochinteressantes medizinisches Problem, sondern für die betreffenden Regierungen auch eine ökonomische Frage von lebenswichtiger Bedeutung geworden.

Ihre bekanntesten Symptome sind die einer allgemeinen Nervendegeneration mit sensiblen und motorischen Lähmungen, trophischen Störungen, Ödemen und Erscheinungen einer schweren Herzinsuffizienz. Schon frühzeitig war unter den verschiedenen Formen, in welchen diese Krankheit sich zeigen kann, eine erkannt worden, bei welcher die Herzbeschwerden das Krankheitsbild beherrschen und nicht selten unaufhaltsam zu einem raschen Tode führen; merkwürdigerweise trat diese Form meistens im Initialstadium der Beriberi in den Vordergrund.

Über die Ätiologie der Beriberi ist viel und heftig gestritten worden; Infektionen, toxische und klimatische Einflüsse verschiedener Art, Magen-Darmerkrankungen, Ernährungs- und Stoffwechselstörungen wurden als Ursachen genannt. Die bekannten Untersuchungen EYKMANs brachten die Beriberi mit der Polyarthritis reisgefütterter Hühner in Verbindung. Ernährungsversuche wurden dadurch möglich und endlich formulierte GRIJNS den klar ausgesprochenen Gedanken, daß nicht Infektionen, nicht Gifte im Spiele waren, sondern daß es sich um das Fehlen eines für die Gesundheit unentbehrlichen Stoffes handelt. Es konnte nachgewiesen werden, daß ein solcher Stoff u. a. im Silberhäutchen des ungeschälten Reises vorhanden ist. Die Beriberi zeigt sich gerade bei solchen Menschen, die beinahe ausschließlich einen sehr stark geschliffenen Reis essen; es erwies sich bald, daß das Essen von ungeschältem Reis oder die Darreichung von Silberhäutchen das Entstehen der Beriberi aufhalten kann und heilende Wirkung hat. Zu dieser Zeit (1911) führte FUNK den Namen „Vitamine" ein; das Studium der „Avitaminosen" wurde durch die Untersuchungen von HOPKINS, OSBORNE, MACCOLLUM u. a. zu einem der wichtigsten Gebiete der modernen Krankheitsforschung. Für eine kurze historische Schilderung dieser Forschungsperiode kann auf die noch rezente Arbeit von GRIJNS (23) verwiesen werden. An das Vitaminproblem wird jetzt von den verschiedensten Seiten herangetreten, und es spielt augenblicklich sowohl in der modernsten Biochemie, wie in der experimentellen und klinischen Forschung eine sehr wichtige Rolle.

Es ist nicht vorauszusehen, zu welchen Auffassungen über Wesen und Wirkung der Vitamine unter normalen und krankhaften Verhältnissen diese Forschung uns führen wird, diese Probleme stehen hier auch nicht zur Diskussion. Für unseren Zweck ist es von der größten Wichtigkeit, daß die sog. Vitamintheorie der Beriberi zu prophylaktischen und therapeutischen Resultaten geführt hat, die man sich kaum besser denken kann. Unter der klugen Leitung der niederländischen Behörden ist die Krankheit wohl nicht verschwunden, jedoch ist die 45 Millionen zählende javanische Bevölkerung von größeren Beriberi-Epidemien befreit. Wo eine solche auftaucht, kann sie schnell unterdrückt werden; der praktische Arzt kennt die Krankheit und ihre Ursache und weiß durch richtige Diätvorschriften dem Auftreten schwererer Fälle vorzubeugen. So kommt es, daß nicht nur die schweren chronischen Formen auf Java fast nicht mehr zur Beobachtung kommen, sondern auch der rasche Tod bei schweren Herzformen, wenigstens auf Java, eine große Seltenheit geworden ist. Die Frequenz der Krankheit hängt von der Art ab, in welcher die inländische Bevölkerung oder das Individuum sich ernährt, und von der Möglichkeit, sie mit den neuen Behandlungsmethoden bekannt zu machen.

Man soll nun nicht glauben, daß bei dieser günstigen Wendung die Krankheit vollständig verschwunden sei; sie kann nicht aussterben, so lange eine qualitativ ungenügende Ernährung bestehen bleibt. So kommt es, daß manche unerwartete Todesfälle bei Operationen, bei der Geburt, nach körperlichen Verletzungen und bei schweren Infektionskrankheiten nach der Meinung der Sachverständigen dem latenten Vorhandensein eines schleichenden Beriberi-Zustandes zuzuschreiben sind. Bei der Autopsie wird in solchen Fällen häufig nichts anderes gefunden, als ein erweitertes und „hypertrophisches" rechtes Herz. Auch bei Säuglingen kommen Beriberi und ein rascher Herztod nicht selten vor; wir werden uns sogar mit dieser Form der Krankheit noch im besonderen zu beschäftigen haben.

Dadurch, daß die schweren, chronischen Fälle von Beriberi mit den schweren Lähmungen und die später auftretenden hydropischen und auch trocken-atrophischen Formen nur noch selten vorkommen, ist die früher wohl mehr als eine Sonderform betrachtete kardiale Beriberi mit den schweren Kreislaufstörungen und der imminenten Todesgefahr viel mehr in den Vordergrund der Beriberi-Behandlung gerückt; sie ist auch die Form, welche durch ihre ungelösten Rätsel meine Aufmerksamkeit auf sich gelenkt hatte.

Im Jahre 1888 erschien die Monographie von PEKELHARING und WINKLER über die pathologische Anatomie und Klinik der Beriberi (46), nachdem diese Forscher im vorhergehenden Jahre in Niederländisch-Indien diese Krankheit studiert hatten. Als Assistent des Erstgenannten, der damals die Lehrkanzel für pathologische Anatomie an der Utrechter Universität innehatte, bekam ich vieles über die Merkwürdigkeiten dieser Krankheit zu hören; der unerwartet rasch eintretende Tod, das ausschließlich rechts vergrößerte Herz und die angebliche Hypertrophie des Herzmuskels nach so kurzer Krankheit erschienen mir recht rätselhaft. Schon damals fand ich es wahrscheinlicher, daß nicht eine echte Hypertrophie, sondern irgendeine andere Form von Verdickung der Herzmuskulatur vorliegen mußte. Seit jener Zeit habe ich mich immer für diese Frage interessiert, um so mehr als ich von Kollegen aus den Tropen noch viele andere Besonderheiten dieses Herzens und seines Zugrundegehens zu hören bekam. Im Jahre 1927 hatte ich dann Gelegenheit, mit Dr. W. CH. AALSMEER an der Hand seiner ausführlichen und objektiven klinischen Befunde einen ersten Vorstoß zur Klärung der sich widersprechenden Angaben mehrerer Autoren zu machen. Wir haben damals die Krankengeschichten, Röntgenbilder und Elektrokardiogramme veröffentlicht (1) und es erschien uns möglich, sowohl für die fast prädestinierte, ausschließlich rechtsseitige Herzerweiterung, als für Art und Wesen der Herzmuskelerkrankung eine Erklärung aufzustellen. Trotzdem war noch vieles im dunkeln geblieben und es schien mir erwünscht, sowohl den sterbenden Patienten, als auch das noch ungenügend beschriebene Herz nach dem Tode einmal aus eigener Anschauung kennen zu lernen. Dieser Wunsch ging im Jahre 1931 in Erfüllung.

Bei dieser Gelegenheit zeigte es sich, daß in ärztlichen Kreisen in den Tropen das Verlangen nach weiterer Aufklärung auf diesem Gebiete ein sehr lebhaftes war, hauptsächlich deswegen, weil man kein überzeugendes Kennzeichen für die pathologisch-anatomische Diagnose des Beriberi-Herzens kannte; daher blieb in vielen Fällen von plötzlichem Tode ein Zweifel bestehen, ob wirklich Beriberi vorhanden war oder nicht, um so mehr als bei vielen tropischen, infektiösen und anderen Krankheiten große Herzen vorzukommen scheinen. Dieser Zweifel machte sich besonders bei gerichtlichen Obduktionen sehr störend bemerkbar. Man hat auch nicht die Gelegenheit, durch das Tierexperiment diese Herzform näher kennenzulernen, weil merkwürdigerweise bei der experimentellen Avitaminose weder beim Versuchstier noch beim Menschen die typische Herzerkrankung der Beriberi zum Vorschein kommt. Ich konnte diese Tatsache an in Batavia vorbehandelten Affenherzen selbst bestätigen; auch später gelang es mir nicht, an freundlichst von dem Biochemiker Dr. ROSENOW in Singapore mir zur Verfügung gestellten Taubenherzen eine Ähnlichkeit mit dem Beriberi-Herzen zu entdecken. Man ist daher ausschließlich auf die Herzen der an Beriberi Verstorbenen beschränkt, lernt also auch nur das Endstadium des Herzleidens kennen und muß nun versuchen, aus diesen Daten beriberiverdächtige Herzen unter den bei Unfällen oder bei interkurrenten Krankheiten Verstorbenen zu erkennen. Das war offenbar der Grund für das lebhafte Interesse, welches in Singapore und in Niederländisch-Indien gerade für die Morphologie des Beriberi-Herzens bestand. Dadurch wurde ich in der Überzeugung bestärkt, daß vor allem noch einmal das Studium der Morphologie als Ausgangspunkt für weitere klinische Studien zur Hand genommen werden mußte. Vor der Besprechung dieses Gegenstandes erscheint es erwünscht, das eigentümliche Sterben des an kardialer Beriberi zugrunde gehenden Patienten kurz zu beschreiben, denn es ist für den pathologischen Anatomen wichtig zu wissen, unter welchen Bedingungen und Erscheinungen der zu Obduzierende gestorben ist.

Der akute Herztod der Beriberi (das „Shôshin").

Der Herztod bei der Beriberi ist ein in den Tropen berüchtigtes Lebensende und wurde von zahlreichen Autoren mehr oder weniger ausführlich beschrieben. In Tropenkreisen wird der Vorgang mit dem kurzen japanischen Namen „Shôshin" bezeichnet. Sehr genaue Angaben macht AALSMEER (A. W. S. 1) in seinen Krankengeschichten. Es ist ein Zustand schwerster Oppression und Atembeklemmung. Nicht selten klagt der Patient auch über Schmerzen. „Dieser Schmerz, den unsere Patienten als ziehend und brennend bezeichnen und der im Epigastrium und etwas höher in der Brust lokalisiert ist, zieht nach allen Seiten, aber nie speziell in beide Arme oder in das Gebiet des Nervus ulnaris aus, wie es bei Angina pectoris der Fall ist. Auffallend ist, daß der Kranke sich nicht mit beiden Händen am Bette stützt, auch seine Hilfsmuskulatur nicht besonders anstrengt. Die Atmung ist sehr frequent, 30—40 pro Minute, eher oberflächlich als tief, nicht stertorös, ohne inspiratorisches Röcheln, auch kein kurzes Einatmen mit langem, röchelnden Auspressen. *Der Kranke wälzt sich im Bette herum,* versucht immer wieder, sich aufzusetzen, was nur gelingt, wenn die Schmerzen im Epigastrium abnehmen. Lange sitzen kann er aber auch nicht und legt sich dann am liebsten ganz flach. Wenn er liegt, sehen noch hören wir eine Zunahme der Dyspnoe. Das dauert jedoch nicht lange, plötzlich sucht er, stöhnend vor Schmerz, wieder eine andere, bequemere Lage, findet sie aber nicht. Er hüstelt, doch wirft er kein schaumiges oder blutiges Sputum aus; mit einem Worte, *es besteht kein Lungenödem.* Meistens erscheint eine deutliche Lungenstauung mit

Rasseln erst kurz vor dem Tode. Perkutorisch zeigten die Lungen bis dahin keine besondere Dämpfung. Im Gegensatz zu der fehlenden Lungenstauung fallen die Zeichen allerschwerster venöser Stauung im großen Kreislauf stark auf: überfüllte Halsvenen, nicht selten mit deutlichem positiven Venenpuls; die Leber ist maximal vergrößert, jeder Versuch sie zu palpieren ist äußerst schmerzhaft, es besteht eine starke défense musculaire, aber die Schmerzen kommen auch spontan, was den Kranken veranlaßt, immer wieder die Hand auf das Scrobiculum cordis zu legen. Der Puls ist beschleunigt, zuweilen hüpfend, gegen Ende fast unfühlbar."

Man kann dem Patienten nur wenig Hilfe bringen, jedoch wirkt ein Aderlaß während der schwersten Dyspnoe Wunder. *„Das dunkle Blut spritzt mit solcher Kraft im Strahle aus der dicken Nadel, daß die Umstehenden zurückweichen, worauf noch einige Augenblicke lang der Strahl pulsiert, als ob es eine angeschnittene Arterie gewesen wäre. Der Kranke fühlt sich daraufhin sehr erleichtert. Aber leider verschlimmert sich das Bild wieder ziemlich bald, alle genannten Erscheinungen setzen wieder ein."*

In fast allen Einzelheiten stimmen diese Angaben mit den von verschiedener Seite gemachten Beschreibungen überein. Schon wenige Stunden nach meiner Ankunft in Singapore war ich in der Lage, mit diesem Zustand bekannt zu werden. Der erste Anblick wirkt auch beim Zuschauer „atemberaubend". Es ist wirklich so, daß die Atmung weder mit Lungenödem oder Asthma cardiale identisch ist, noch auch einer Form von bronchialem Asthma ähnlich sieht. Auch das im Atemzentrum ausgelöste „Ventiliertwerden", das mechanische, rasche, oberflächliche Atmen und der CHEYNE STOKESsche Typus fehlen. Es macht den Eindruck, als ob der Kranke von innen aus, durch Erschwerung der Atemmuskeltätigkeit, am Atmen verhindert wird. Das von AALSMEER beschriebene Herumwälzen im Bette war in den Fällen, die ich gesehen habe, immer vorhanden und immer das gleiche. Es ist wahr, daß der Patient nicht liegen und nicht sitzen kann, nicht weiß, welche Lage er annehmen soll; die nicht besonders beschleunigte, dafür aber unregelmäßige Atmung wird von verzweifelten Tiefatemversuchen, von einem forcierten Luftschöpfen unterbrochen, das jedoch dem Patienten nicht gelingt und dadurch auch nicht beruhigt oder befreit.

Das starke Schlagen der Pulse habe ich in diesem Endstadium nicht mehr beobachtet, offenbar war der Kreislauf schon dermaßen herabgesunken, daß der arterielle Puls meist kaum mehr fühlbar war. Auch waren Schlagen der Halsvenen oder ein hebender Leberpuls nicht mehr so auffallend stark, wie in etwas leichteren Fällen. Dafür aber sind Leber- und Halsvenen so gewaltig geschwollen, wie man das nur höchst selten bei Tricuspidalinsuffizienz zu sehen bekommt. Der Kopf erscheint gedunsen und cyanotisch und die Venen an den Armen sind stark überfüllt. In den genannten Fällen waren Aderlässe schon versucht worden, hatten jedoch nicht wesentlich genützt.

Der Anblick, den der Patient bietet, das klinische Bild, kamen mir bekannt vor. Kurze Zeit vor meiner Abreise hatte ich einen diesem Zustand ähnlichen Fall beobachtet und das gleiche schwerste Elend (distress) des nach Luft ringenden Kranken [s. WENCKEBACH (58), S. 53] gefunden. Es handelte sich um einen Fall schwerster rechtsseitiger Herzinsuffizienz mit plötzlich aufgetretener Tricuspidalinsuffizienz und maximaler Leber- und Venenstauung. Der Zustand war bei offenbar sehr geschwächtem Herzmuskel durch das anfängliche Weglassen der Digitalisbehandlung entstanden und war nach ausgiebigem Aderlaß der Digitalisbehandlung noch zugänglich. Der Ernst der Lage zeigte sich dadurch, daß Patient wenige Wochen nach seiner Abreise plötzlich starb.

In den wenigen Fällen, die mir zu Gesicht kamen, war der Patient nicht mehr gänzlich compos mentis. Er antwortete zwar schwach auf gestellte Fragen, war aber offenbar außerordentlich erschöpft; der zweifellos vorhandene Sauerstoffmangel wird zu diesem Zustand wohl mitgewirkt haben. Auch war die Stimme auffallend aphonisch. Der allgemeine Eindruck war: hier erstickt ein Mensch in dem Stausee, der Herz, Leber und das ganze zentrale Venensystem überfüllt, jedoch fehlt die Lungenüberschwemmung bis in die letzten Stunden hinein. Diese mag dann schließlich durch erhöhte Behinderung des Gaswechsels in den Lungen das Ende beschleunigen.

Verwunderlich klingt in solchen Fällen die Anamnese: Patient fühlte sich eigentlich bis vor einer Woche noch nicht krank. Dann fingen die Beschwerden an, mit Lähmungsgefühlen in den Beinen, Schwäche, Herzklopfen, auch schon Kurzatmigkeit. Er begibt sich auf die Reise zum Spital, kommt in elendem Zustand an, und häufig ist er schon nicht mehr zu retten. Oder, wie PEKELHARING und WINKLER (46) schon erzählen: Ein inländischer, erst vor kurzem zugereister Soldat trifft vormittags beim Scheibenschießen noch die Rose, nachmittags wird er schwerkrank ins Spital eingeliefert, und in der Nacht stirbt er. Alle diese ungewöhnlichen Erscheinungen waren noch nicht restlos in ihrem Wesen erkannt; vieles erscheint jetzt erklärbar und wenigstens begreiflich.

I. Die Morphologie des Beriberi-Herzens.

a) Der grob-anatomische Befund.

Die ersten mir gezeigten zwei Herzen von im Shôshin Gestorbenen waren mehr oder weniger enttäuschend; in gewohnter Weise aus dem Thorax entfernt und aufgeschlitzt, waren es nur sehr schlaffe Herzen, an denen nicht viel Besonderes zu beobachten war. Allerdings zeigte sich die Herzwand beim Abtasten sehr weich und etwas pappig. Die meisten Autoren erwähnen diese Eigenschaft, sprechen von der „leicht zerreißbaren" Herzwand, die so weich ist, daß schon bei mäßigem Druck der tastende Finger unversehens durch die Wand schlüpfen kann [KIE-WIET DE JONGE (33), ROLL (49)]. Das gilt besonders für das rechte Herz, die linke Kammer fühlt sich meistens viel fester an, als ob sie sich stark zusammengezogen hätte. Bei näherer Betrachtung kommt uns auch in diesem zusammengefallenen Zustand das ganze rechte Herz sehr stark vergrößert vor. Namentlich zeigt der rechte Conus arteriosus knapp unterhalb des Ursprungs der Arteria pulmonale eine starke Erweiterung, die Wand ist nach vorne und links ausgebuchtet. Diese Ausbuchtung ist auch in der entleerten Herzwand mehr weniger festgelegt und bleibt dadurch sichtbar; sie wurde auch schon beschrieben und u. a. in der ersten großen Arbeit von SHIMAZONO (51) abgebildet. Sie wurde aber nicht besonders besprochen, wiewohl sie, wie sich bald ergeben wird, ein recht gutes Erkennungszeichen für das ausgeschnittene Beriberi-Herz zu sein scheint. Es handelt sich allerdings nicht um ein absolut pathognomonisches Zeichen, denn auch bei anderen Herzerkrankungen kann diese Ausbuchtung vorkommen. Die Breite (Dicke) der Muskel-wand war schon in diesen ersten Herzen sehr verschieden, einmal waren die ganze rechte Kammer und Vorhof stark gestreckt und gleich-mäßig dünn, in anderen Fällen waren sie sogar stark verdickt und, abgesehen von der Konsistenz, auch, wie es schien, „hypertrophisch".

Mit Rücksicht auf die Unmöglichkeit, am ausgeschnittenen Herzen dessen ursprüngliche Form zu rekonstruieren, erbat ich mir, den Kadaver durch möglichst frühzeitige Formalininjektion in die Venen zu fixieren. Die Injektion fand unter einem ungefähr dem Venendruck während der Agonie entsprechenden Druck, d. h. 25—30 cm Wasser statt. So konnte ich noch vor meiner Abreise nach Java zum erstenmal das Beriberi-Herz in situ beobachten und weiter auspräparieren. Dieses erste Prä-parat wurde in der Prosektur des Tan Tock Seng-Spitales in Singapore aufgehoben und ist hier in Abb. 1 wiedergegeben.

Während meines Aufenthaltes auf Java wurden in diesem Spital noch ein halbes Dutzend Leichen in dieser Weise konserviert. Auf meiner Rückreise hatte ich Gelegenheit, dieses Material vorläufig zu bearbeiten, wodurch ich später feststellen konnte, daß schon dieses erste Bild die typischen Eigenschaften des Beriberi-Herzens in der Hauptsache wiedergibt.

Bei stufenweiser Freilegung des Herzens zeigt sich nach Entfernung der vorderen Brustwand nur, daß das Perikard über eine sehr große Oberfläche sichtbar ist; der linke Lungenrand ist weit nach links verschoben; auch an der rechten Seite ist eine gewisse Verschiebung bemerkbar, jedoch in geringerem Grade (s. Abb. 4). Das *Perikard* ist meist stark gespannt, häufig beweist ein Fluktuieren die Anwesenheit einer größeren Menge flüssigen Inhaltes. In den fixierten Präparaten ist dieser trüb, flockig, häufig auch leicht blutig gefärbt. Man hat seinerzeit dem Vorhandensein eines ganz großen, aber stark wechselnden Hydroperikards eine große Bedeutung für die Klinik zugeschrieben; namentlich sollte das schnelle Auftreten und auch eine ebenso rasche Resorption des Hydroperikards die Erklärung für die perkutorisch so stark auffallenden Größenveränderungen der Herzdämpfung bieten. Spätere Angaben beweisen, daß nur in einem Bruchteil der Fälle eine so große Menge Flüssigkeit im Perikard vorhanden ist und daß im allgemeinen der Transsudatwechsel nicht in wirklich bedeutendem Maße für das Schicksal des Herzens verantwortlich sein kann.

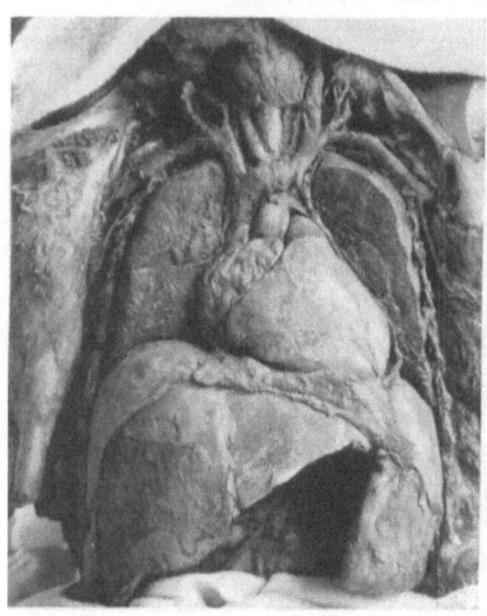

Abb. 1. Das erste, in situ gehärtete Beriberi-Herz. Perikard und Lungen in *einem* Niveau abgetragen. Die große Milz und die Zeichen fibröser Peritonitis gehören nicht zur Beriberi (wahrscheinlich chronische Malaria). Überfüllung des rechten Herzens, der Venenhauptstämme und der Leber.

Das rechte Herz. Nach Abtragung des Perikards bekommt man nur das außerordentlich stark erweiterte rechte Herz zu sehen. Der *rechte Vorhof* ist maximal vergrößert (Abb. 2—10). Wie eine große, glattgewölbte Mondsichel umgreift er die ganze rechte Flanke des Herzens, von der hinter dem Herzen gelegenen Einmündungsstelle der Vena cava inferior bis weit nach vorne und hinauf zur Aortenwurzel. Die Wand ist durchsichtig, die Blutfarbe des Inhaltes schimmert besonders im frischen Präparat bläulich, im vorher konservierten braun durch; man sieht die stark gedehnten Fenster zwischen Balkennetz und Musculi pectinati und den Verlauf der auseinandergedrängten, einzelnen, sich überkreuzenden, feinsten Muskelbündel (Abb. 5a). Am auffallendsten beträgt sich das Herzohr, das wie aufgeblasen aussieht und stark hinaufgerückt ist. Am medialen Rande wird eine sonst unauffällige Reihe von kleinen Unebenheiten, die mit einer Art Fransen besetzt ist, sichtbar (Abb. 8). Wie ein dicker Stamm steigt die Vena cava superior aus diesem Halbmond auf und nimmt die ebenfalls stark überfüllten Venae anonymae mit den Jugular- und Subclavicularvenen in sich auf. Namentlich die linke Vena anonyma setzt den Obduzenten durch ihre Größe in Er-

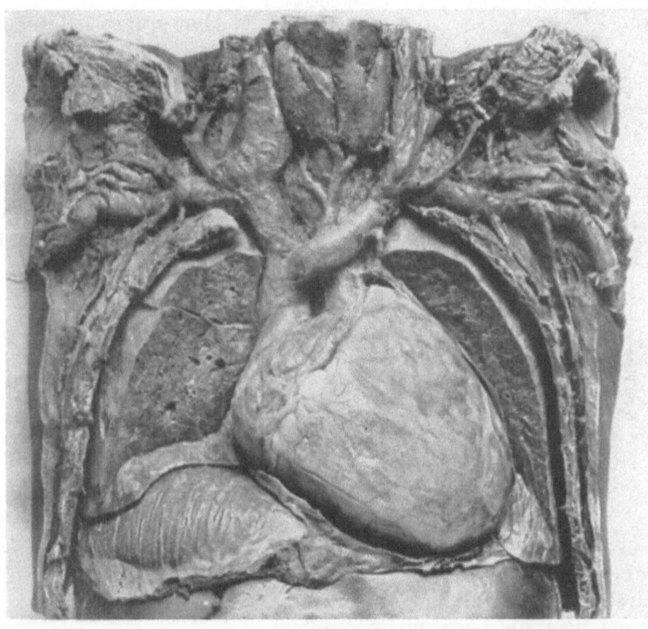

Abb. 2. Beriberi-Herz. Auffallend hochgedrängtes rechtes Zwerchfell. Linke Kammer kaum sichtbar. Lungen normal lufthaltig. Aufs äußerste überfüllte Venen.

staunen und man fragt sich, ob nicht dieses Gebilde gelegentlich zu einem großen Teil für eine vorhandene starke Dämpfung des Manubriums verantwortlich sei.

Auch *die rechte Kammer* erscheint in allen, auch in der nicht injizierten Leiche außerordentlich stark vergrößert. Es ist auf den ersten Blick klar, welcher Faktor den linken Lungenrand so sehr verlagert hat. Die Kammerwand hat infolge der starken Dehnung eine glatte, glänzende Oberfläche. Man findet die Coronararterien leer, die Venen hingegen strotzend gefüllt (Abb. 6 u. 10). Nicht selten sind unterm Epikard größere Ecchimosen vorhanden (Abb. 19 u. 20). Die Wölbung der Kammerwand ist am stärksten am ganzen Areal des Infundibulums und ganz besonders im letzten „Ansatzstück" vor dem Ostium pulmonale. Die Vergrößerung der Kammer als Ganzes findet aber nicht nur in der Richtung nach

vorne statt, sondern noch viel stärker nach links und oben. Die stärkere
Vergrößerung nach links beruht, wie wir sehen werden, auf einer Verlängerung der eigentlichen rechten Kammer und auf der Verbreiterung
des Conus arteriosus; dadurch wird die linke Kammer nach links und
hinten verdrängt; bei frontaler Betrachtung des Herzens verschwindet
sie vollständig aus dem Gesichtsfeld, oder es bleibt nur ein ganz kleiner
Rand sichtbar (s. Abb. 1—10). Die Folge dieser starken Vergrößerung
ist, daß die rechte Kam-
mer an der Bildung der
Herzspitze den größten
Anteil hat. Die starke
Linksausdehnung auch der
oberen Teile des Conus
arteriosus macht auch das
linke Herzohr unsichtbar.
In Abb. 3 ist der gelappte
Rand dieses Herzteiles ab-
sichtlich durch Abdrän-
gung nach links mittels
Wattepfröpfchens sichtbar
gemacht, um die genaue
Topographie für die Deu-
tung des Röntgenbildes
feststellen zu können.

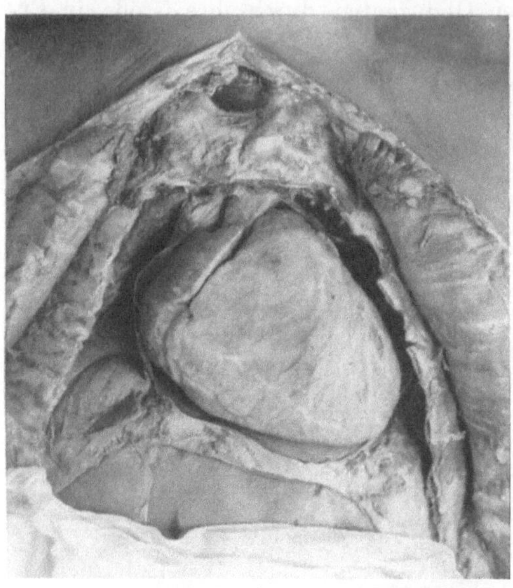

Abb. 3. Beriberi - Herz in situ. Lungen weg-
geschnitten. Perikard vom rechten Vorhof durch
Watte abgedrängt. Rand des linken Herzohres,
zur Orientierung über die Lage im Röntgenbild,
ebenfalls etwas abgedrängt und sichtbar gemacht.

Es findet, wie schon
angedeutet, durch die Verlängerung des eigentlichen
Conus arteriosus von der
Herzspitze bis zum Ostium
pulmonale eine bedeutende
Vergrößerung des rechten
Kammerkomplexes *in die Höhe* statt. Die Folge ist, daß die Wurzel
der Arteria pulmonalis viel höher als normal zu liegen kommt.
Diese in *allen* Präparaten vorhandene Tatsache ist mit Rücksicht auf
die Röntgendiagnose von Bedeutung; es sei daher hinzugefügt, daß
diese starke Hochdrängung dadurch gefördert wird, daß die Ausdehnung
der ganzen rechten Kammer nach unten und vorne nur in geringem
Maße oder vielleicht gar nicht stattfinden kann. Nicht nach unten,
weil das Zwerchfell durch die vorhandene enorme Leberstauung in die
Höhe gedrängt wird, nicht nach vorne, weil die vordere Brustwand sich
doch nur in geringem Maße nach vorne verdrängen läßt. Zwar ist eine
deutliche Voussure beim lebenden Patienten in der Herzgegend sichtbar,
doch kann eine solche nur wenig Raum für das sich vergrößernde Herz
herbeischaffen. So kommt es, daß die Erweiterung hauptsächlich in
cephaler Richtung stattfinden muß. Das gleiche gilt übrigens auch für

den rechten Vorhof, an dem wir bemerken können, daß das an drei Seiten freie, nicht mit der Umgebung verwachsene Herzohr sich hauptsächlich aufwärts bewegen kann. Wir werden auf die Einzelheiten dieser Vergrößerung des rechten Herzens noch wiederholt zurückzukommen haben.

Die Abb. 2, 3 und 4, alle drei vorher konservierten Kadavern entnommen, zeigen beinahe phantastisch große Herzen. Alle Herzen besitzen den mächtigen subpulmonalen Buckel des rechten Conus arteriosus, den wie aufgepumpten rechten Vorhof, der sich, so viel das Perikard es erlaubt hat, nach rechts und links ausdehnen ließ. In allen diesen Herzen ist von linker Kammer oder Herzohr nichts zu sehen.

Man fragt sich unwillkürlich, ob wir in diesen Beriberi-Herzen nicht doch Kunstprodukte vor uns haben, durch einen allzu hohen Druck bei der intravenösen Formolinjektion hervorgezaubert? Die meisten Injektionen wurden ja während meiner Abwesenheit von Singapore vorgenommen, und es erscheint a priori nicht unmöglich, daß infolge eines solchen technischen Fehlers das rechte Herz allzu große Dimensionen zeigt. Wir haben uns aber davon überzeugt, daß ein solcher Fehler jedenfalls nicht von Bedeutung oder eventuell irreführend sein kann. Die Perkussion sowie die Röntgenuntersuchung liefern uns genau die gleichen Befunde, mit vielen der oben genannten Besonderheiten. So finden wir, wie im nächsten Kapitel nachgewiesen werden wird, bei der Perkussion, aber besonders bei der Orthodiographie, die riesigen Dimensionen des ganzen Herzens und den Conusbuckel. Wir finden die erstaunlichen und raschen Größenveränderungen bei Änderungen des Krankheitszustandes, und auch am anatomischen Präparate selbst sind Details vorhanden, die zeigen,

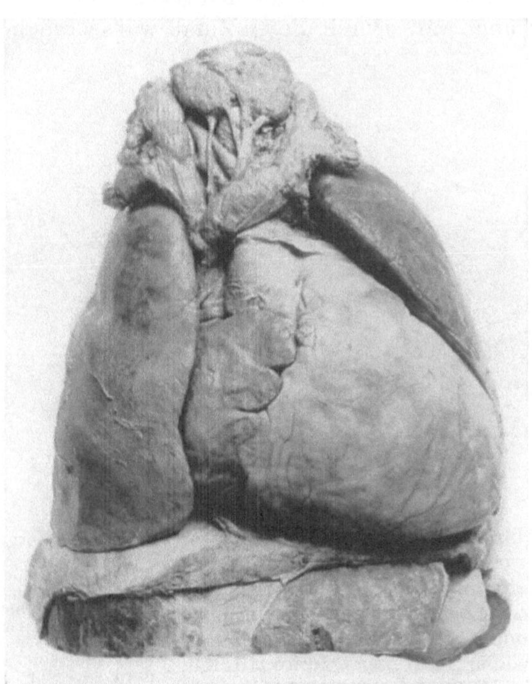

Abb. 4. Herzlungenpräparat, in situ aus konservierter Leiche herausgenommen. Topographie des linken, stark verdrängten Lungenrandes.

daß eine künstliche Übererweiterung nicht stattgefunden hat. Die rechte Vorhofwand ist in vielen dieser Fälle nicht prall gespannt, sondern in seichten Falten zusammengefallen, was darauf hinweist, daß sie durch Abfließen von Flüssigkeit kleiner geworden ist, *als sie vorher war* (Abb. 1 u. 2). Mit Rücksicht auf die auch bei mir aufkommenden Zweifel war es ein unverhofftes Glück, daß in der letzten schweren Arbeitswoche in Singapore ein Shôshin-Patient starb, in dem Augenblicke, als gerade die Arbeit an den sechs anderen fixierten Herzen in vollstem Gange war. Durch diesen Zufall war es möglich, die bis dahin erhobenen

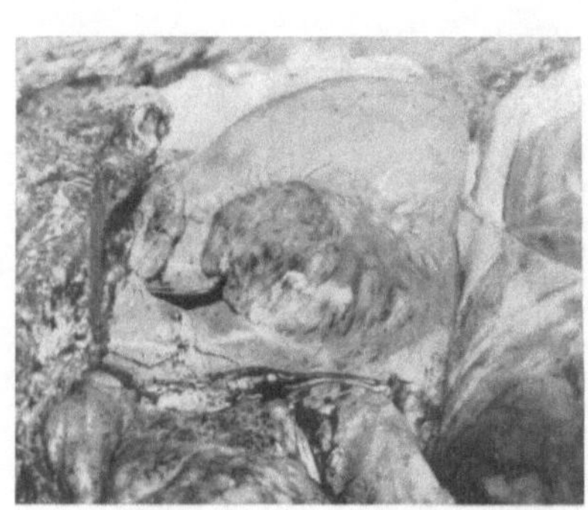

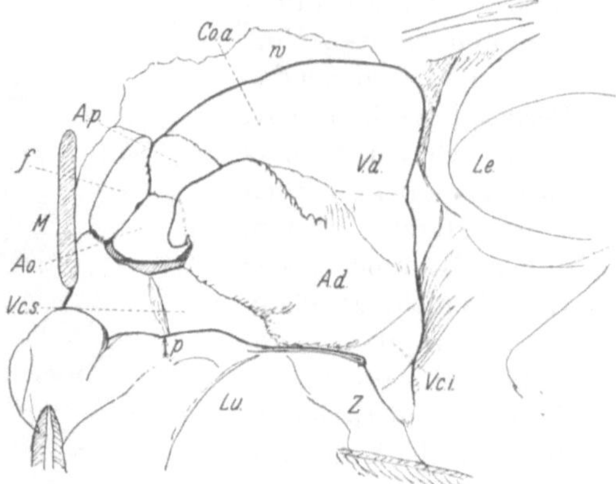

Abb. 5a. Beriberi-Herz 20 Minuten p. m., durch Entfernung von Perikard und Verdrängung von linker Lunge und Leber sichtbar gemacht, von halbrechts photographiert. Die Wölbung des Conus arteriosus durch Wattebäuschchen schärfer abgegrenzt.

Abb. 5b. Vergrößerte Skizze von Abb. 5a.

w Wattebäuschchen; Co. a. rechter Conus arteriosus; V. d. rechte Kammer; A. p. Arteria pulmonalis; Le. Leber; f Fettgewebe; M Manubrium (Sägeschnitt); Ao. Aorta ascendens; A. d. rechter Vorhof; V. c. s. aufs äußerste überfüllte Vena cava superior; p Perikard-umschlagfalte an Vena cava superior; Lu. Lunge; Z Zwerchfell rechts; V. c. i. Trichter der unteren Hohlvene.

Befunde mit Hilfe eines ganz frischen, noch unberührten Falles zu kontrollieren und sich selbst und die Anwesenden von der völligen Identität beider Herzformen zu überzeugen.

Abb. 5 ist eine photographische Aufnahme an der Leiche eines jungen Mannes, der 20 Minuten vorher nach einem Shôshin-Zustand von etwa 24 Stunden gestorben war. Beim Freilegen der Brustorgane wurde das Perikard des sehr stark vergrößerten Herzens straff gespannt gefunden. Es war schwierig, mit der Pinzette eine Falte zum Einschneiden aufzuheben. Im Perikard wenig Flüssigkeit. Die linke Lunge stark nach links verschoben. Das Photogramm wurde von halb rechts auf der Höhe des Herzens aufgenommen. Links ist der Bruch des durchsägten Manubrium sterni (M) zu sehen, rechts die Leber, unten die Lunge, welche mittels Pinzette zurückgedrängt wurde, um den rechten Vorhof und die Venae cavae sichtbar zu machen. An der linken Seite des Herzens wurde ein dünner Streifen Baumwollwatte (w) eingeschoben, ohne die Lage des Herzens zu verändern, um das linke Profil des Conus arteriosus dexter mit seinen Wölbungen sichtbar zu machen. Die Vorderansicht des Herzens stimmt in allen Einzelheiten und auch in den Dimensionen mit den am fixierten Material erhobenen Befunden überein. Besonders der noch durchsichtige rechte Vorhof und die Vena cava superior mit dem Ansatz der Vena anonyma sin. lassen die blaue Farbe des angestauten Blutes durch die straff gespannten, papierdünnen Wände durchschimmern. Am Vorhof ist die auseinandergezerrte starke Muskulatur der Bälkchen und der einzelnen Muskelfasern außerordentlich deutlich sichtbar. Alles weist auf äußerste Dehnung der Wand, die gespannt ist wie ein Gummiballon. Der rechte Conus arteriosus, der Ansatz der Pulmonalarterie und die durch stärkere, weniger dehnbare Muskelstreifen verursachte Wellung der Conus- und Kammerwand entsprechen allen Dimensionen der hier behandelten Abbildungen.

Hier hatten wir also endlich das Beriberi-Herz in unberührter natürlicher Lage zu sehen bekommen. Die frischen Farben, die Zartheit der dünnsten Teile des überfüllten Herzens, die strotzende Füllung auch der angrenzenden Venenteile machten auf die Zuschauer einen tiefen und überzeugenden Eindruck. Dieses Herz wurde nun in situ von der Vena cava superior aus unter einem Wasserdruck von etwa 15 cm mit 10%iger Formalinlösung durchströmt, wonach die Ausgänge unterbunden und das Herz in seiner natürlichen Größe fixiert wurde. An diesem, allen Anforderungen genügenden Präparat wurde nun vor allem die innere Ansicht der rechten Kammer, speziell des rechten Conus arteriosus untersucht (Abb. 6).

Diese Abbildung zeigt einen Längsschnitt durch den Conus arteriosus, den „Austreibungsteil" der rechten Kammer, der die am meisten gewölbte Stelle des Conus arteriosus von der Achse der Arteria pulmonalis aus bis zur Kammerspitze schlitzt. Die Länge des Abstandes Ostium pulmonale bis Herzspitze beträgt hier 11 cm, jedoch auch die Breite des Lumens hat sehr zugenommen; der von den Zahlen 1, 2, 3, 3a begrenzte Teil ist im normalen Herzen und von diesem Gesichtspunkte aus betrachtet, eine enge Rinne, die in dem Abstand 3—3a kaum 1 cm breit ist. Hier ist das dreifache Maß vorhanden. Das „moderator band" der englischen Anatomen (von TANDLER „Trabecula septomarginalis" genannt), ist hier als mächtiger Ring deutlich sichtbar und bei 3 und 4 im Querschnitt getroffen. Er bildet die Grenze zwischen dem Conus arteriosus und der „Einflußbahn", der eigentlichen rechten Kammer, die vom Ostium tricuspidale bis zur Herzspitze reicht. Der Muskelring dieses Ostiums ist so sehr erweitert, daß die auf ihm eingepflanzten Klappen vollständig insuffizient sind. Auch in der so viel kräftiger gebauten, von starken Balken durchsetzten Herzspitze erscheinen die Hohlräume bedeutend erweitert.

Die Muskelwand ist auf Durchschnitt ungleichmäßig verdickt, zu gleicher Zeit, offenbar durch inneren Druck, gedehnt und abgeplattet.

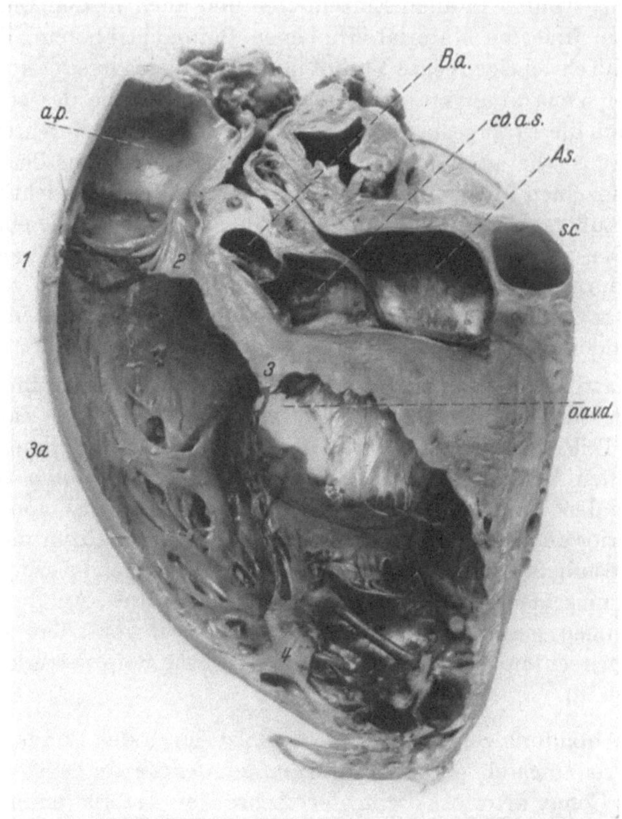

Abb. 6. Herz von Abb. 5a. Längsschnitt durch rechten Conus arteriosus, von Herzspitze bis Achse der Arteria pulmonalis.

a. p. Arteria pulmonalis; 1, 2, 3, 3a, 4 umfassen das Gebiet des Conus arteriosus; B. a. Bulbus aortae; co. a. s. linker Conus arteriosus; A. s. linker Vorhof; s. c. Sinus coronarius; o. a. v. d. Ostium atriovenosum rechts, mit den insuffizienten Tricuspidalklappen.

Die Kurve der gleichmäßig dünnen Vorderwand ist wie ein Bogen gespannt. Die Konsistenz ist trotz der Fixierung ziemlich weich. Bei Abtasten denkt man an einen steifen Glaserkitt.

Das ganze rechte Herz zeigt also sowohl eine „tonogene" Verlängerung, als auch eine „myogene" Erweiterung. Dieser von KIRCH (34) aufgestellte Unterschied entspricht unserer, auf Grund klinischer Erfahrung gewonnenen Überzeugung, daß sowohl Tonus als Kontraktionskraft des Herzens bei der Beriberi stark gelitten haben müssen.

Die auffallende Erweiterung des Conus arteriosus ist nicht nur für unsere klinischen und pathologisch-anatomischen Fragen von großem Gewicht, sondern illustriert auch einige phylogenetischen Besonderheiten dieses Organes, die außerhalb des Kreises der Fachanatomen nur wenig bekannt sein dürften. Dieser Teil des rechten Herzens ist der Rest des „Bulbus cordis", des vierten Abteils des ursprünglichen embryonalen Herzschlauches (KEITH, TANDLER). Die linke Hälfte dieser vierten Herzkammer verkümmert bei der Längsteilung des Herzens, die rechte bleibt bestehen und soll nun nicht nur morphologisch, sondern auch funktionell eine eigene Rolle bei der Herztätigkeit erfüllen. KEITH (32) sagte darüber „es ist sicher, daß am Säugetierherzen die Muskulatur des Infundibulums (Synonym für Conus arteriosus) später in die Kontraktion eingeht, als die eigentliche rechte Kammer.

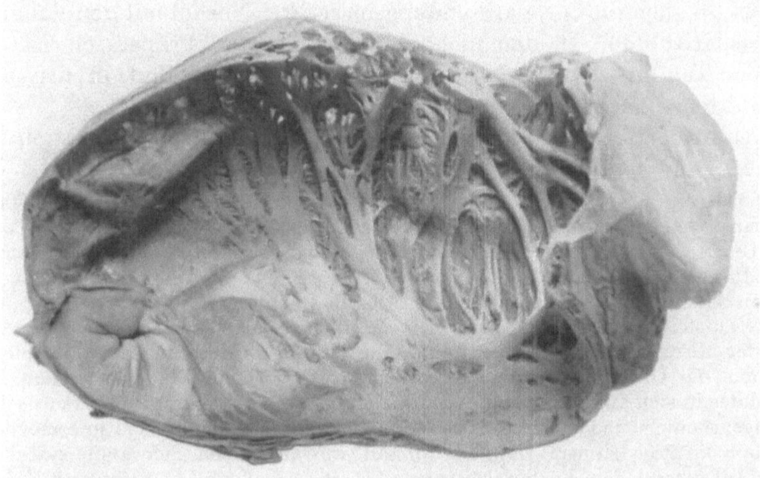

Abb. 7. Herz wie Abb. 5 und 6. Rechter Vorhof von rechter Kammer und Vena cava superior gelöst, von innen gesehen; rechts das Herzrohr, links die unterbundene Mündung der unteren Halsvene.

Weiters glaube ich, daß die zukünftige Forschung nachweisen wird, daß dieser Herzteil nur dann in wirklich wirksame Tätigkeit kommt, wenn das Herz große und ermüdende Arbeit zu leisten hat („exertion and stress"). In solchen Fällen vermittelt das Infundibulum zwischen der treibenden Kraft der rechten Kammer und dem Lungenkreislauf und kann dann, wie ich meine, einen regulierenden Einfluß ausüben". Zu diesen Worten kann man folgendes bemerken: Der Conus arteriosus funktioniert wie der zweite Ballon eines Doppelgebläses; er fängt die rhythmischen Blutstöße aus der rechten Kammer auf und dämpft sie durch seine (bei der Beriberi so auffallende) Dehnbarkeit. Dadurch werden diese Volum- und Druckwellen, bevor sie in den Pulmonalkreislauf eindringen, mehr weniger ausgeglichen, was bei „exertion and stress" für das zarte Lungengewebe in der kurzen Lungenblutbahn eine Schonung bedeutet.

Der *rechte Vorhof* ist, wie schon beim äußeren Aspekt beschrieben wurde, ebenfalls in solchem Ausmaß erweitert, wie man das sonst nur nach langjähriger Mehrarbeit des rechten Herzens bei Pulmonalsklerose, Mitralklappenfehler, jedoch auch bei Vorhofflimmern zu sehen bekommt. Es fehlt hier aber die mächtige und kräftige, man darf beinahe sagen, gesunde Hypertrophie, die man in Fällen von erhöhtem Widerstand im Pulmonalkreislauf findet. Bei der Beriberi findet man häufig die schon bekannte Verdickung des Muskelgewebes, deren Deutung erst später zur Sprache kommen wird. In dem hier besprochenen Herzen (Abb. 7) macht sich vor allem der dehnende Druck von innen aus an den erweiterten Fenstern und an der starken Abflachung eines großen Teiles der Musculi pectinati (linker Teil der Abbildung) bemerkbar. Letztere sind nicht atrophisch, sondern eher gleichmäßig verdickt und sehr weich. Der Sinus coronarius (Abb. 6, s. c.) war prall mit geronnenem Blute gefüllt und erscheint ebenfalls stark erweitert, so auch die Coronarmündung im rechten Vorhof mit den Valvulae Thebesii (Abb. 9). In den nicht in situ fixierten Präparaten ist der letztere Teil meistens nicht so erweitert, weil das Blut in den aufgeschnittenen rechten Vorhof ausgeflossen ist.

Das *rechte Herzohr* hat einen mächtigen Anteil an der Dilatation des Vorhofs, wie das schon an der Oberfläche des Herzens auffiel.

Die Herzohren, deren Funktion und Nützlichkeit immer etwas zweifelhaft erschien, scheinen in vielen Hinsichten eine ähnliche Rolle zu spielen, wie KEITH dem Conus arteriosus der rechten Kammer zugeschrieben hat; sicher nimmt ihre Muskulatur an der Arbeit und der Hypertrophie der Vorhöfe des Herzens starken Anteil, denn man staunt häufig über den Umfang des von der Crista marginalis aufsteigenden, sich kräftig verzweigenden Muskelbaumes, den man z. B. bei alter Mitralstenose vorfinden kann. Ihre starke Erweiterung bei Überfüllung gibt uns die Überzeugung, daß das Herzohr bei starkem Blutzufluß einen Teil des Blutes in sich aufnimmt und dadurch den nicht so dehnbaren Vorhof entlastet. Der eigentümliche und höchst praktisch erscheinende Bau der Muskulatur ermöglicht es durch kräftige Kontraktion, den Inhalt wie aus einem Schwamm systolisch auszutreiben und dem Vorhof bei seiner Arbeit zu helfen; bei geringerer Zufuhr erscheint das nicht so notwendig. Außerdem besitzt das Herzohr ein ungewöhnlich reiches Netz von elastischen Fasern, das sich nicht nur subepikardial ausdehnt, sondern die ganze Muskulatur einhüllt und durchdringt. Einen guten Einblick in diese Funktion der Herzohren bekommt man, wenn man an der Leiche untersucht, wie das Menschenherz bei Infusionen von der Vena cava superior aus auf verschieden hohen Druck reagiert. In dem Augenblick, wo man die Infusionsflasche hebt, schießen rechtes Herzohr und Conus arteriosus geradezu in die Höhe. Es entsteht dabei genau dasjenige Bild, welches wir, in situ fixiert, bei dem Beriberi-Herzen gefunden haben. Bei rascher Abnahme des Druckes verschwindet die Erscheinung nicht weniger schnell als am beliebten, aufgeblasenen Gummischweinchen unserer Jugendzeit.

Das linke Herz ist, in schroffem Gegensatz zur rechten Herzhälfte, in der großen Mehrzahl der Fälle nicht erweitert, eher klein. Die in der Literatur vorkommenden Beschreibungen sprechen von sehr verschiedenen Befunden. Die linke Kammer kann schlaff oder auch sehr stark kontrahiert und fest sein, klein und auch reichlich vergrößert, das Lumen stark vergrößert oder eng, die Wand bedeutend hypertrophiert oder auch nicht besonders verdickt; das sofortige Aufschneiden des Herzens verschuldet auch hier, daß man die wirklichen Verhältnisse nicht erkennen kann. Am in situ gehärteten Herzen war immer der Größenunterschied zwischen rechts und links wahrzunehmen, nichtsdestoweniger bleibt die

Tatsache bestehen, daß der linke Ventrikel auch bedeutend vergrößert sein kann. Zweifellos wirkt der so verschiedene Verlauf der Krankheit entscheidend auf die endliche Form des Herzens ein; je nachdem der Verlauf akut und zum Tode führend, oder schleichend, chronisch, rezidivierend war, oder auch andere Krankheiten im Spiele waren, wird das Herz in seinen verschiedenen Abteilungen auch verschiedene anatomische Befunde liefern. Eine Untersuchung in großem Stile, wobei Krankheitsverlauf und postmortaler Herzbefund genauer verglichen werden, wird in diese Sache mehr Licht bringen müssen, jedoch wird es nicht so leicht sein, zu diesem Zwecke ein genügend großes Material an letalen Fällen zu sammeln. Unter den mir zur Verfügung stehenden Herzen befand sich eines, in welchem der linke Ventrikel in seinem Einflußteile sehr stark verlängert war, so wie man das u. a. bei der unkomplizierten Aorteninsuffizienz finden kann. In diesem Falle bestand aber eine wahrscheinlich angeborene Anomalie der Aortenklappen: eine normale Klappe und eine sehr große, gefaltete Klappe, die offenbar die beiden anderen Klappen vertrat. Es erschien möglich, daß dabei wirklich ein Nichtschließen der Klappen vorhanden war. Auch andere Faktoren, Venendruck, Blutzufuhr zum Herzen, ob der Patient schwere Arbeit geleistet hat oder nicht, haben einen Einfluß auf das linke Herz, wie wir das später noch näher hervorheben werden.

Der *linke Vorhof* wird fast immer klein gefunden. REINHARDT (48) hat auf diese Tatsache schon ausdrücklich hingewiesen und sie auch zu seiner Auffassung des Beriberi-Herzens verwendet. Am ausgeschnittenen Herzen „nicht erweitert", zeigt dieser Vorhof sich am fixierten Herzen als teilweise sehr verengert, besonders im oberen Teil und am Herzohr; letzteres kann sogar stark plattgedrückt sein. Diese bemerkenswerten anatomischen Verhältnisse ergeben sich aus Abb. 8, die einen Blick von hinten und links auf das von den Lungen frei präparierte, fixierte Herz gestatten. Von dem linken Vorhof sieht man nur das Herzohr, und zwar derart abgeplattet, daß es notwendig war, den linken äußeren Rand durch das Einschieben eines kleinen Papierstreifens überhaupt sichtbar zu machen. Es ist also das linke Herzohr nicht nur vom rechten Conus arteriosus verdeckt und von dem frontalen Bilde des Herzens verschoben (s. oben, S. 10), sondern offenbar gänzlich zwischen den erweiterten Teilen des Herzens in die Klemme geraten. Von diesem hilflosen Zustand spricht auch Abb. 9 (aur. sin), auf welchem man ein anderes Herz nach Entfernung von Lungenteilen, Oesophagus, Aorta und Hauptbronchus von hinten betrachten kann. Beim Auspräparieren der linken Lungenvenen wurde irrtümlich zwischen oberer und unterer Vene eine kleine Vorwölbung, die wie eine Lymphdrüse aussah, angeschnitten (app. s.). Durch das kleine Loch mit der Sonde das linke Herzohr untersuchend, fand man dieses nur als Spalt vorhanden. Übrigens ist auch die Kleinheit des eigentlichen Vorhofes sehr sichtbar; die starke Füllung der Venenstämme unmittelbar vor ihrem Eintritt in den linken

Vorhof zeigt, daß letzteres Organ ebenfalls unter Druck seiner Umgebung stand. Offenbar kommt dieser Druck von vorne. Es war also
die Frage, welcher Organteil diesen Druck ausübt?

Es wurde S. 10 schon darauf hingewiesen, daß das ganze rechte
Herz und speziell dessen Conus arteriosus durch die äußerste Überfüllung

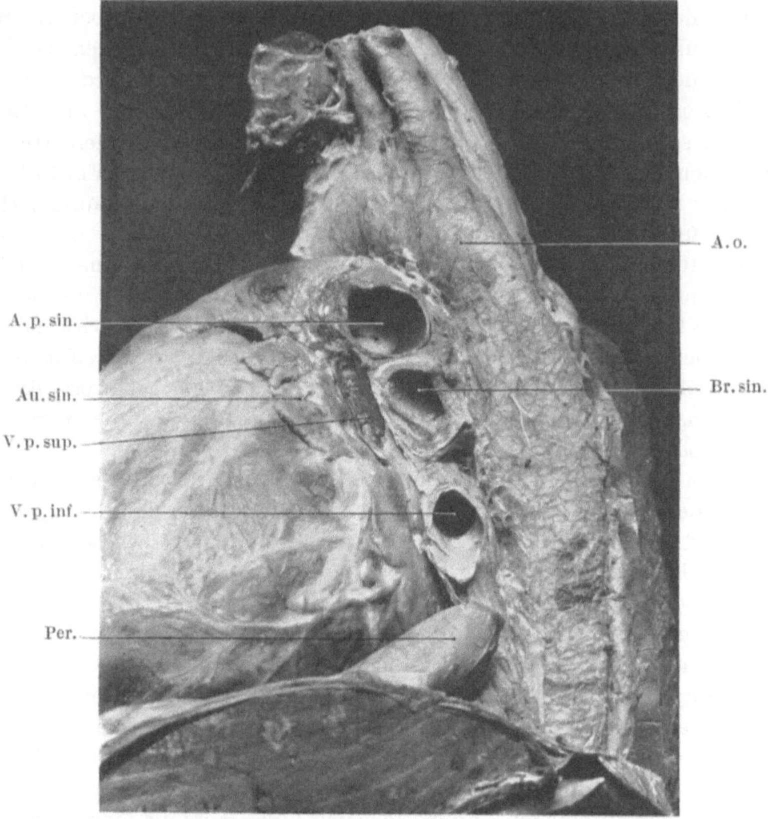

Abb. 8. Beriberi-Herz. Ansicht von links hinten. Das linke Herzohr gänzlich
plattgedrückt.
A. o. Aorta descendens; A. p. sin. linker Hauptast der Arteria pulmonalis; Au. sin. linkes
Herzohr; V. p. sup. obere linke Lungenvene; V. p. inf. untere linke Lungenvene;
Per. Perikardfalte; Br. sin. linker Hauptbronchus.

unter hohem Venendruck stark aufwärts gedrängt wird. Auch wurde
schon erwähnt, daß durch die Starre der vorderen Brustwand dieser Druck
sich auch nach rückwärts fühlbar machen muß. Dabei wirkt dann eigentlich die Arteria pulmonalis als eine Art Hebel für diese Kraft, welcher
versucht, den Aortenbogen, unter dem ihr rechter Ast durchschlüpfen
muß, in die Höhe und nach rückwärts zu drängen. Im Röntgenbild lassen
sich diese Verlagerungen mit Sicherheit nachweisen (S. 24 u. Abb. 17).

Dadurch entsteht in diesem subarcalen Raum der gleiche bedrängte Zustand, der beim Aneurysma des Aortenbogens, beim Mediastinaltumor und bekanntlich auch bei dem stark erweiterten linken Vorhof der Mitralstenose vorkommt und sich durch eine Lähmung des linken Nervus reccurens dokumentiert. Es ist sicher nicht Zufall, daß Heiserkeit und Aphonie auch bei der Beriberi ein fast regelmäßig auftretendes Symptom ist (s. unter Säuglingsherz).

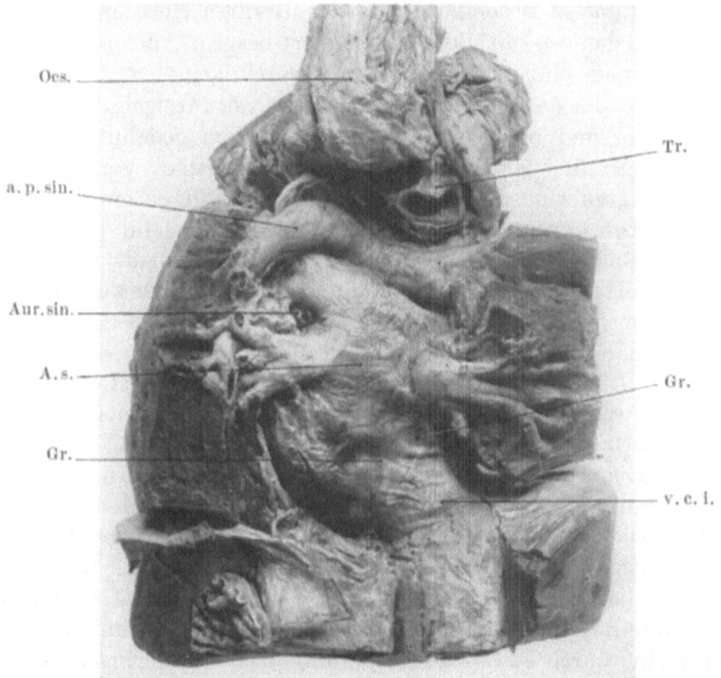

Abb. 9. Beriberi-Herz. Ansicht von rückwärts, nach Entfernung von Oesophagus, Aorta, Bronchi und Teile der Crura-Diaphragmatis. Der kleine linke Vorhof mit gefüllten Lungenvenen in der Mitte, oben die Zweiteilung der Arteria pulmonalis, unten die gewaltig gefüllte untere Hohlvene mit dem unteren hinteren Teil des rechten Vorhofs.

Oes. Oesophagus; a. p. sin. linker Hauptast der Arteria pulmonalis; Aur. sin. kleine sichtbare Stelle des zerdrückten linken Herzohres; Gr. Grenze von linkem und rechtem Vorhof; v. c. i. untere Hohlvenen, aus der Leber herausgeschnitten; Tr. Luftröhre.

Unterhalb (caudalwärts) von der Arteria pulmonalis ist es die auf Abb. 6 so sehr ins Auge fallende große Erweiterung des Conus pulmonalis, welche nun die mehr nach hinten gelegenen Herzteile links bedrängt, und von diesem Drängen ist das linke Herzohr das erste Opfer. Aus den Abb. 8 und 9 kann man beobachten, wie sehr sowohl die Venae pulmonales, als auch der eigentliche linke Vorhof zerdrückt werden. Allen diesen Teilen fehlt die Gelegenheit, irgendwie nach hinten oder seitwärts auszuweichen. Die verhältnismäßig bedeutende Starre des Aortenbogens und die harte Wand der Tracheabifurkation und des linken Hauptbronchus tragen das ihrige noch dazu bei.

Alles in allem zeigen uns diese eigentümlichen Verhältnisse, *wie bei der Beriberi nicht nur das rechte Herz stark erweitert wird, sondern diese Erweiterung selbst sich außerdem als ein sehr ungünstiger Faktor für die freie Beweglichkeit des linken Herzens auswirkt.*

Wir wollen jetzt versuchen, an einem und demselben Herzen alle die oben genannten Besonderheiten des Beriberi-Herzens zu demonstrieren und so das Gesamtbild der gesondert besprochenen anatomischen Befunde zu einem einheitlichen Bilde zu vereinigen.

Abb. 10a ist das äußere Frontalbild eines in situ freigelegten Herzens. Rechter Vorhof und rechte Kammer sind extrem gedehnt, die Venen sehr stark überfüllt, der linke Vorhof ist unsichtbar, von der linken Kammer ist kaum ein schmaler Rand zu sehen; der Conus arteriosus ist stark gehoben und zu einem runden Buckel ausgedehnt. Die Grenze zur Arteria pulmonalis ist sichtbar, die Arteria pulmonalis verläuft fast horizontal, infolge ihrer Hochdrängung und ihrer Hebelwirkung (s. oben). Unterhalb des Herzens ist ein medialer Längsschnitt der strotzend gefüllten Vena cava inferior sichtbar.

Abb. 10b. Die vordere Wand ist wie ein Deckel abgehoben, Venae cavae und rechter Vorhof sind überaus erweitert; die forcierte Dehnung des Vorhofseptums zeigt sich in der außerordentlichen Vergrößerung der Verschlußwand des Foramen ovale. Der Atrioventrikularring ist auseinandergedrängt, die Folge ist eine geradezu gähnende Tricuspidalinsuffizienz. Die Wand der rechten Kammer ist trotz stärkster Dilatation von etwas weicher Konsistenz und zweifellos stark verdickt. Das Balkenwerk im Conus arteriosus macht auch den Eindruck einer Hypertrophie. Die von unten sichtbaren Semilunarklappen des Ostium pulmonale schließen nicht; durch gewaltsame Dehnung des Muskelringes, auf den sie eingepflanzt sind, stehen sie gespannt und weit offen. Es besteht somit zu gleicher Zeit Tricuspidal- und Pulmonalinsuffizienz, was uns viel Widersprechendes in den auskultatorischen Befunden erklärt.

Abb. 10c. Längsschnitt durch rechtes und linkes Herz, welcher beide Kammern trifft; die zwei durch diesen Schnitt getrennten Hälften sind in der Abbildung wie ein Buch aufgeschlagen. Der linke Vorhof ist in seinem oberen Teil stark verengert, wodurch er eine Zeltform bekommen hat. Links sieht man in das zusammengedrückte Herzohr. Der Raum im ganzen linken Herzen ist schmal, jedenfalls absolut nicht erweitert, die Mitralklappen sind in normalem mittleren Stand fixiert. Ein Vergleich zwischen rechter und linker Herzkammer läßt sich an den beiden „Ausflußteilen" anstellen: Der Conus arteriosus sinister mit dem Ostium aorticum und den gerade sichtbaren Klappen ist sehr schmal, von festem Muskelgewebe umgeben; der rechte Conus arteriosus aber, in den wir in Abb. 10b schon einen Blick werfen konnten, ist gewaltig

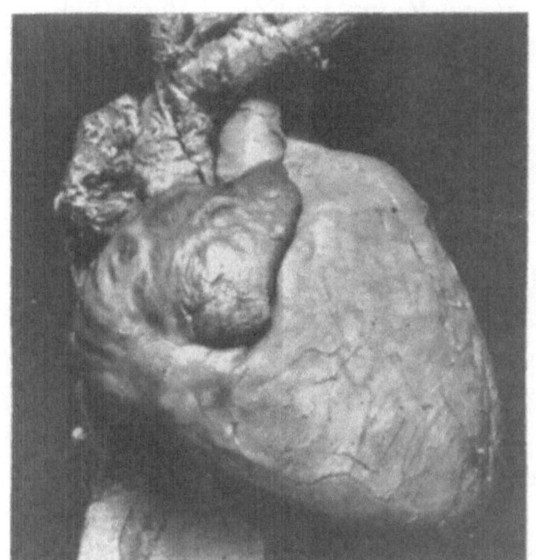

Abb. 10a.

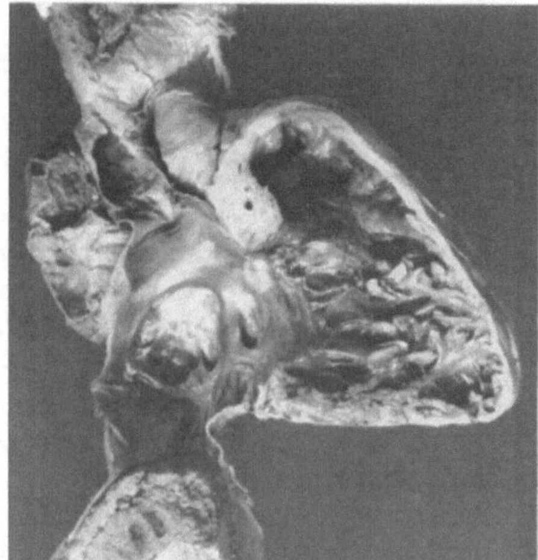

Abb. 10b.

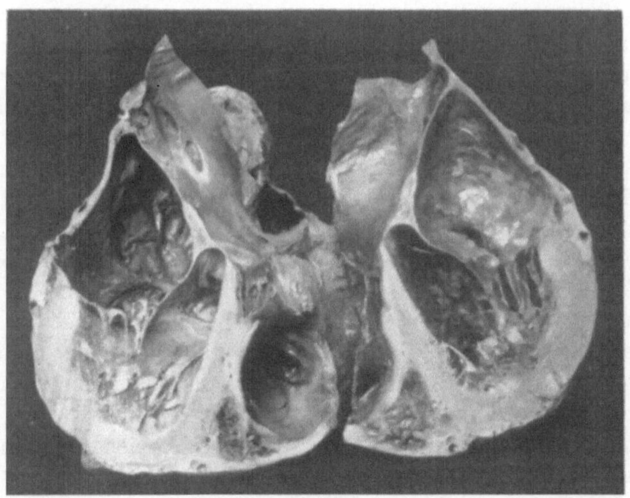

Abb. 10c.

Abb. 10a. Beriberi-Herz in situ fixiert. Vorderansicht.

Abb. 10b. Beriberi-Herz in situ fixiert. Die Vorderwand ist wie ein Deckel abgenommen. Große Erweiterung von Vorhof, Ostium tricuspidale, rechten Conus arteriosus und proximalen Venen. Die Perspektive dieses Bildes ist eine bessere, wenn man das Bild umgekehrt betrachtet (besonders Conus arteriosus und Foramen ovale).

Abb. 10c. Beriberi-Herz in situ fixiert. Vertikaler Schnitt durch die linke Kammer, die Hälften aufgeklappt wie ein Buch. Zeigt den Größenunterschied der beiden nebeneinanderliegenden Coni arteriosi.

erweitert. Dieser Teil ist breiter als der ganze Raum im linken Ventrikel. Die Muskelwand des linken Ventrikels ist sehr dick und fest, jedoch nicht „fleischig" beim Anfühlen.

b) Das Röntgenbild des Beriberi-Herzens.

Die systematische Röntgenuntersuchung macht es uns möglich, am Lebenden die Anatomie des Herzens, Form und Größe, in ziemlich weitem Ausmaß festzustellen. Sie. gibt uns Auskunft über dasjenige, was uns sonst bei der Beriberi aus schon erwähnten Gründen unbekannt bleiben mußte, nämlich die Entwicklung der Herzform während der Krankheit und ihre Rückkehr zu normalen Verhältnissen. Dadurch ist sie ein zuverlässiges Mittel, um die Erfolge der Therapie zu beurteilen und zugleich, um die nach dem Tode gewonnenen anatomischen Befunde mit denen des Lebenden zu vergleichen. Umgekehrt ist das Beriberi-Herz auch ein sehr dankbares Objekt für den Röntgenologen, denn es zeigt ihm Zustände, die man bis jetzt bei anderen Krankheiten kaum findet und leicht mißdeuten könnte.

Um es gleich vorwegzunehmen: Das Röntgenbild bestätigt in jeder Hinsicht die uns fast phantastisch vorkommende Vergrößerung des Herzens nach rechts, links und oben und unterstützt uns bei der klinischen Untersuchung im Laufe der Behandlung. In unserer Arbeit aus 1929 (1) hat AALSMEER eine ganze Reihe von Herzbildern von an der medizinischen Klinik in Soerabaya beobachteten Fällen veröffentlicht. Wir bringen hier einige dieser Bilder noch einmal im Umriß (Abb. 11, 12, 13, 14) und fügen einige neue, in gleichem Sinne sprechende Bilder hinzu. Einige besondere Punkte werden dabei kurz besprochen werden.

Die Ausbuchtung des rechten Herzschattens wird ausschließlich vom rechten Vorhof gebildet. AALSMEER hat darauf hingewiesen (A. und W.), daß die am meisten nach rechts gelegene Stelle sich bei der Beriberi fast immer ziemlich hoch oberhalb der Zwerchfellkuppe befindet, auch bei dem bedeutendsten Hochstand des Zwerchfells. Der rechte Herzzwerchfellwinkel wird dadurch scharf und sehr deutlich, um so mehr als das Lungengewebe auch in den tieferen Partien bis zum Eintritt des schwersten Herzzustandes hell durchsichtig bleibt. Dieser Befund, der deutlich in Röntgenbildern wie Abb. 13, 14, 15, 16 und 18 erscheint, spricht im allgemeinen gegen größeres Hydroperikard, wobei der Winkel viel größer ist und die Gliederung des Herzrandes infolge des Wassermantels nicht so klar, meistens gar nicht zutage tritt (s. auch unten).

Der linke Herzrand ist röntgenologisch der wichtigste Teil des Röntgenbildes, weil sich hier linke Kammer, linker Vorhof, Arteria pulmonalis, rechter Conus arteriosus und Aorta bemerkbar zu machen pflegen. Die hier beschriebenen anatomischen Situspräparate beweisen, daß auch die rechte Kammer in ihrer ganzen Länge randbildend werden kann, jedoch der Conus arteriosus dabei die Hauptrolle spielt. Früher nahmen wir an, daß in den leichtesten und mittelschweren Fällen auch Arteria pulmonalis und linkes Herzohr stark erweitert waren und die Taille ausfüllten. Das paßte zwar nicht zu unserer Vorstellung der überwiegenden

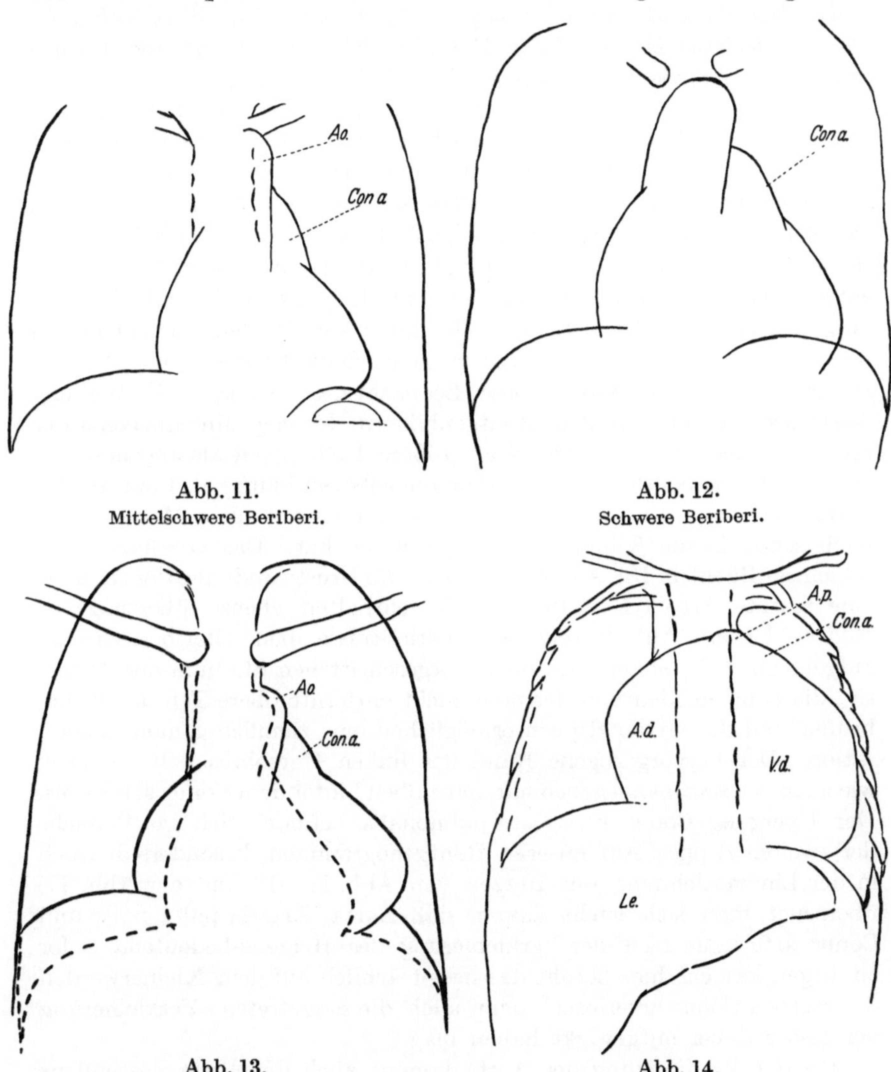

Abb. 11.	Abb. 12.
Mittelschwere Beriberi.	Schwere Beriberi.

Abb. 13.	Abb. 14.
Größenverhältnisse des Herzens vor und nach erfolgreicher Behandlung. Sehr schwere Beriberi.	Säuglingsherz bei Beriberi.

Abb. 11—14. Umrisse von Teleröntgenogrammen bei Beriberi-Patienten (übernommen aus A. u. W. 1).

Ao. Aorta; Con. a. rechter Conus arteriosus; A. d. rechter Vorhof; V. d. rechte Kammer; Le. Leber.

rechtsseitigen Herzerweiterung, wir versuchten aber diesen Widerspruch dadurch zu überbrücken, daß im Anfang der Krankheit auch eine linksseitige Überfüllung vorhanden sein könnte, die erst in dem schwersten

Zustand durch die zunehmende Adynamie des rechten Herzens verschwinden müßte (l. c. S. 59). Es ist jetzt ganz klar, daß was wir für *linkes Herzohr und Pulmonalisbogen gehalten haben, in Wirklichkeit der Conus arteriosus ist*; das linke Herzohr bleibt unsichtbar, der Hauptstamm der Arteria pulmonalis wird stark hinaufverlagert.

Dieses Resultat ist nicht nur für die Deutung des linken Herzrandes überhaupt von Belang; ganz klar sah ich die wirkliche Sachlage zuerst in den mir von Herrn Kollegen A. J. Cohen, Direktor des Krankenhauses in Semarang, zur Verfügung gestellten Aufnahmen (Abb. 15, 16 und 17), in welchen sowohl der halbmondförmige Vorhofschatten, als auch der Buckel des Conus arteriosus das Röntgenbild identisch mit unseren Situspräparaten erscheinen ließen. Namentlich Abb. 15 sieht gewissen Fällen von langjähriger, reiner Mitralstenose vollkommen ähnlich, denn auch hier kann der Conusbuckel so groß sein, daß gelegentlich die Diagnose eines Aortenaneurysmas gestellt wird! Diese Beobachtung bestätigt die Meinung Assmanns (8), daß in den Röntgenbildern des sog. Mitralherzens der rechte Conus arteriosus eine viel größere Rolle spielt als angenommen wurde, und namentlich der sog. Pulmonalisbogen häufig als Conusbuckel aufzufassen ist. Einige sehr gute Bilder erhärten diese Meinung, die auch schon in die Klinik Eingang gefunden hat. Das vor kurzem erschienene Büchlein Dresslers (15), über die Brustwandpulsationen, auch eine rezente Arbeit Parkinsons (45), enthalten ebenso überzeugende Bilder. Unsere Abb. 3 zeigt die Verhältnisse beim Beriberi-Herzen, aufgenommen in einem noch nicht vorgeschrittenen Stadium der Autopsie; die Rippenenden und der noch nicht entfernte obere Teil des Manubriums und der ersten Rippen ermöglichen eine ziemlich genaue Lokalisation. Der hervorgezogene Rand des linken Herzohres befindet sich, wie auch Assmann angegeben hat, ganz oben hinter dem Conus arteriosus. Der Übergang Conus arteriosus-pulmonalis befindet sich im Bereiche der zweiten Rippe. Auf unseren Röntgenogrammen, besonders deutlich in der Linienzeichnung der Herzen von Abb. 11—13 und der Abb. 17, überzeugt man sich leicht davon, daß Aorta, Arteria pulmonalis und Conus arteriosus nach der Verkleinerung des Herzens bedeutend tiefer zu liegen kamen; hier beruht das hauptsächlich auf dem Kleinerwerden des rechten Conus arteriosus, wenn auch die eingetretene Verkleinerung der Leber dabei mitgewirkt haben mag.

Bei der Verdrängung der Aorta kommt auch die Aorta descendens in ihrem oberen Teil mehr nach links zu liegen. In fast allen Aufnahmen ist der Schatten dieses Teiles im Bereiche des Herzschattens bis weit unten sichtbar, nach der Verkleinerung des Herzens viel weniger. Diese Verdrängung nach links war auch im Situspräparate des von hinten freipräparierten Herzens deutlich sichtbar; sie stimmt mit unseren anatomischen Befunden überein.

Der schnelle und ausgiebige Wechsel der Herzgröße im Verlaufe der Beriberi wird schon in der älteren Literatur und in der Vor-Röntgenzeit

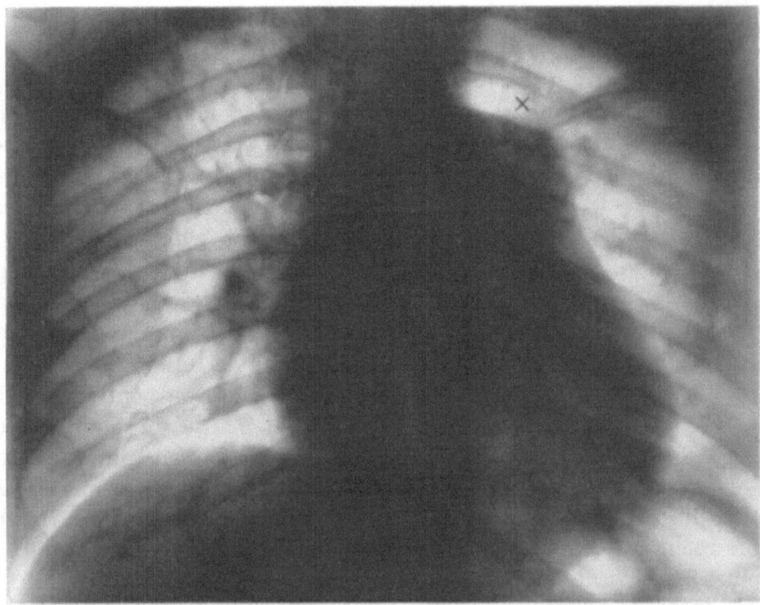

Abb. 15. Beriberi-Herz im „Shôshin" *(Thé Liong Hwatt)*. Schattenrand rechts (Vorhof) bis an die Wirbelsäule sichtbar. Rechter Conus arteriosus stark gewölbt, beinahe geknickt. × oberer Conusschatten, erst links davon fängt die Arteria pulmonalis an.

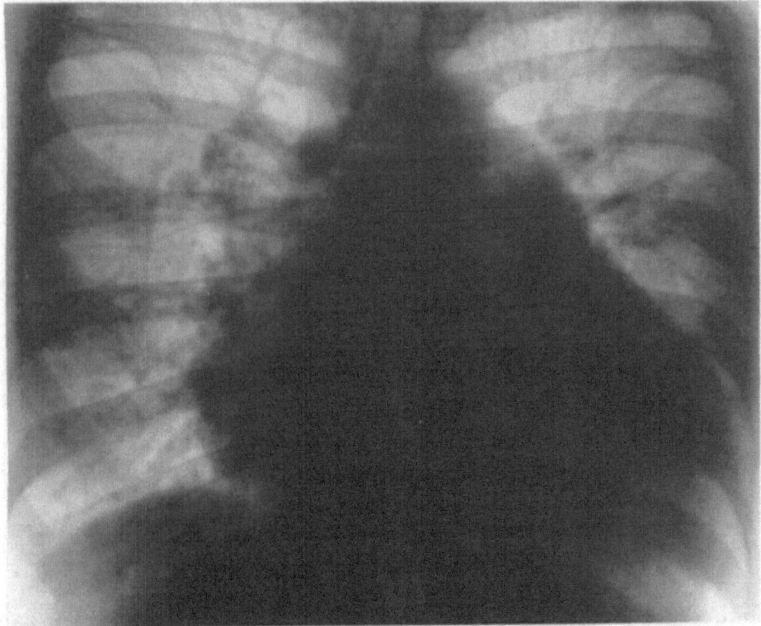

Abb. 16. Ebenfalls Shôshinherz *(Mardoellah)*. Links hoch und nach links gedrängter Aortenbogen sichtbar. Die Lungenschatten mit sichtbarem Interlobarschatten, stammen von altem Lungenprozeß, wahrscheinlich Tuberkulose. Sie bleiben nach Ausheilung bestehen.

erwähnt. Die Unterschiede von einem Tag auf den anderen und namentlich die starke Vergrößerung bei plötzlicher Verschlimmerung werden mit dem Ausdruck des Staunens hervorgehoben, diagnostische Überraschungen und Meinungsverschiedenheiten unter den Kollegen kommen vor. NAESSENS gibt in seinen gewissenhaften Krankengeschichten sehr sprechende, beinahe amüsante Beschreibungen solcher Fälle. Sowohl beim erwachsenen und älteren Menschen, als auch bei Kindern und gar Säuglingen lassen sich diese Größenveränderungen nachweisen.

Wenn auch die Röntgendiagnostik es ermöglicht, diese Erscheinungen auf dem Film festzulegen, darf nicht gesagt sein, daß die Perkussion überflüssig ist; nicht überall im Urwald ist ein Röntgenapparat vorhanden, und außerdem zeigen gerade die Befunde am Beriberi-Herzen, daß nicht jeder Größenwechsel am Herzrand im Röntgenbild sichtbar wird. Im klinischen Experiment (s. Abt. II) hat man es in der Hand, das Beriberi-Herz sich vergrößern und verkleinern zu lassen, ohne daß sich das genauest aufgenommene Orthodiagramm ändert. Es spielen sich nämlich diese Größenveränderungen an der Vorderfläche des Herzens an der rechten Kammer ab und lassen sich durch Beobachtung der Wölbung der vorderen Brustwand in der Herzgegend und durch andächtige Perkussion der „absoluten" und der „relativen" Dämpfung überzeugend nachweisen. Das Zurückweichen der Lungenränder bei Vergrößerung, ihre Rückkehr bei Verkleinerung der rechten Kammer, bleibt röntgenologisch verborgen, die Veränderungen der Intensität der Schalldämpfung können aber jeden Zweifler überzeugen. Daß neuerlich J. PARKINSON (45) sagte: „Wer einmal sah, was die Röntgenstrahlen zeigen können, wird die Perkussion als eine obsolete Quelle magerer und fehlerhafter Belehrung beiseite legen", bringt ihn in Verdacht, die allerdings schwierige Kunst des Perkutierens nicht mit genügender Liebe geübt zu haben.

Unsere früheren, von AALSMEER gebrachten Bilder gaben über diese Verkleinerungen eine immer wieder überraschende Auskunft. Abb. 13 stammt aus dieser Sammlung. Die Linienzeichnungen der Abb. 15 und 16 liefern einen neuen Beitrag zum Umfang der hier vorgehenden Veränderungen am übermäßig gefüllten rechten Herzen. Aus dieser Abnahme der Herzgröße kann man sich eine Vorstellung über das Ausmaß der Herzvergrößerung und die gewaltige Vermehrung der Blutmenge im Herzen machen. In diesem Punkt bietet uns das Röntgenbild eine volle Bestätigung der Richtigkeit unserer anatomischen Befunde.

Das Röntgenbild der Lunge hat einen großen Wert, nicht so sehr durch das, was es zeigt, als durch das, was es nicht zeigt; es liefert *nicht* ein Bild des Lungenödems, wie DIETLEN es beschrieb, und ebensowenig das von ZDANSKY (60) ausführlich geschilderte Bild der einfachen kardialen Lungenstauung. Die Lungenfelder bleiben hell bis in ein Stadium der Krankheit, in welchem stärkste Leberschwellung und auch Ödem längst vorhanden sind. Wie schon gesagt, kommen Rasseln auf den Lungen und Dämpfung erst im gefährlichsten Stadium der Agonie zum Vorschein. Diese Bestätigung des klinischen Befundes durch das Röntgenbild, daß nämlich die Lungen so lange trocken und nicht überfüllt sind, ist darum so willkommen, weil diese Möglichkeit offenbar immer noch angezweifelt wird. Für jene, die die Gesetze der Wechselwirkung zwischen den Stauungen im arteriellen System, im Lungenkreislauf, in Leber und Vena cava inferior kennen, ist diese Lokalisation der Stauung die unfehlbare Folge rechtsseitiger Herzschwäche. Wie dem auch sei, die Tatsache steht einmal fest und ist auch von vielen Seiten bestätigt worden (AALSMEER, KEEFER, NAESSENS e.v.a.); sie wird im klinischen Teil auch zur Diskussion herangezogen werden.

In unseren Fällen ist die Helligkeit der Lungenfelder sehr evident, nicht nur in den leichteren Fällen, sondern auch in den schwereren und schwersten, wie besonders in Abb. 15 und 16. In der rechten Lunge der Abb. 16 sind die dunkeln Schatten offenbar von alten, wohl tuberkulösen Veränderungen abhängig, denn sie bleiben in nach der Heilung aufgenommenen Röntgenbildern sichtbar; nur waren die Schatten kleiner geworden. Vielleicht war, wie solches bekannt ist, um diese Stellen herum eine im übrigen Lungenfelde fehlende Durchtränkung vorhanden.

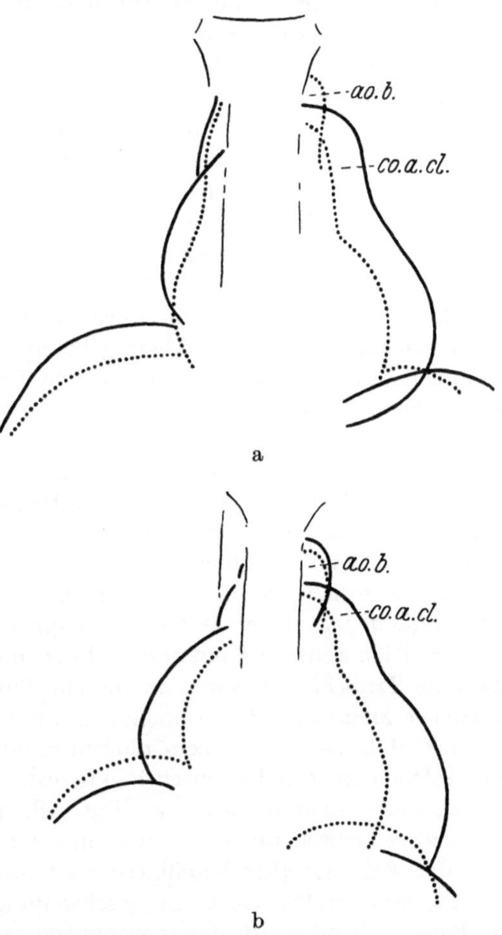

Abb. 17 a und b. Größenverhältnisse vor und nach der Behandlung der Abb. 15 und 16. Ao.b. Aortenbogen; co.a.d. rechter Conus arteriosus.

c) Das Säuglingsherz.

Das Vorkommen einer kardialen Form der Beriberi bei Säuglingen, hauptsächlich in den ersten sechs Lebensmonaten und bei scheinbarer

Gesundheit der stillenden Mutter, ist schon lange bekannt. Wer in Wien die letzten Kriegs- und die ersten Nachkriegsjahre mitgemacht hat, denkt dabei sofort an das gehäufte Auftreten von Rhachitis und insbesondere an die zahllosen Fälle von infantilem Skorbut (Morbus Barlowi) bei den Säuglingen. Die Ernährungs- und Stoffwechselprobleme, die damals das Interesse der ärztlichen Forschung auf sich lenkten, tauchen auch bei der Säuglings-Beriberi auf und sind auch hier Gegenstand lebhafter Kontroversen. Namentlich ist die Frage der nicht sehr kranken Mutter und des schwerkranken Kindes natürlich höchst interessant. Wer sich über die verschiedenen Probleme und Ansichten orientieren will, lese die gründliche und originelle Behandlung dieses Gegenstandes von NAESSENS (41). Unserem Programm entsprechend, beschränken wir uns hier auf die Herz-Kreislaufstörungen, die gerade beim Säugling für das Schicksal des Kindes ausschlaggebend sind. Nur ist es wichtig, zu bedenken, daß das Kind infolge unrichtiger Ernährung der Mutter, schon vor der Geburt an der Krankheit gelitten haben kann, so daß man die Krankheitsdauer nicht immer nach dem Datum der Geburt berechnen kann. Diese Annahme erklärt auch das zuweilen sehr frühe Auftreten. schwerer Symptome.

Schon in meinen ersten Tagen in Batavia verlangt eder Vorstand der Kinderklinik, Professor TEN BOKKEL HUININK, der erst kurz in den Tropen lebte, von mir zu erfahren, an welchen Zeichen man mit Sicherheit die Beriberi beim Säugling erkennt? Genau dieselbe Frage hatte ich ihm stellen wollen, wenn er mir nicht zuvorgekommen wäre. Seine Schwierigkeit lag in der Differentialdiagnose, ob Beriberi oder irgendeine der vielen anderen Kindererkrankungen in den Tropen vorlag. Auch erfahrene Tropenärzte waren in diesem Punkte nicht selten sehr verschiedener Meinung. HUININKs Hauptargument für die Diagnose Beriberi war, daß nach seiner persönlichen Erfahrung *eine* Vitamininjektion einen solchen kleinen Patienten in kürzester Zeit heilen kann, während er ohne diese Behandlung keinen Tag mehr gelebt hätte. Es ergab sich bald, daß es nicht so unmöglich war, in der Diagnostik weiterzukommen: Nach der Meinung *aller* beteiligten Sachkundigen gibt es keine frische Beriberi ohne großes Herz, Leberschwellung und Gefäßerscheinungen. Ein Beriberi-Kind sollte daher wenigstens ein großes Herz haben und es müßte dann auch eigentlich bei der schnellen Heilung durch Vitamine eine starke Verkleinerung des Herzens eintreten. Das ist nun wirklich der Fall, ein Behandlungserfolg, der nicht verfehlt auf den Beobachter einen bleibenden Eindruck zu machen: Einige Tage später wurde ich zu einem solchen Säugling gerufen; er war etwa $3^1/_2$ Monate alt, lag ganz schlaff „wie ein nasses Tuch“ auf dem Tisch, war von fahler, brauner Hautfarbe, hatte einen kleinen, etwas hüpfenden, weichen Puls, war zu schwach, um einen Laut von sich zu geben, ein Bild des hilflosesten Elends. Die Perkussion schien ein sehr großes Herz und eine sehr große Leber aufzuweisen, das Röntgenbild ergab den erwarteten, typischen

Befund mit der großen Ausbuchtung des Conus arteriosus, die mir aus den ersten anatomischen Befunden in Singapore schon bekannt war. Auch die Leber erschien als mächtiger Schatten auf der Platte (Abb. 12, durchgezogene Linie). Da auch an Malaria, Dysenterie, Ankylostomiasis, Pneumonie gedacht wurde, machte ich den Vorschlag, 24 Stunden zu warten, ob sich nicht hohes Fieber oder andere Symptome zeigen würden. Der Chef der Kinderklinik lehnte diesen Gedanken unbedingt ab, das Kind würde am nächsten Tag nicht mehr leben, wonach es auch wirklich aussah. Nach je einer Vitamininjektion an zwei aufeinanderfolgenden Tagen, *ohne Änderung der Diät* (das Kind blieb nicht in der Klinik) fand ich das Kind in der Poliklinik, mit lachenden Äuglein auf dem Arm des glücklichen braunen Mütterchens sitzend. Der Bauch war weniger gespannt, bei der Perkussion die Leber zweifellos kleiner. Die im Röntgeninstitut von Kollegen VAN DER PLAATS unter allen technischen Vorbedingungen aufgenommenen Röntgenbilder ergaben, daß in den zwei Tagen das *Flächenausmaß* des Leberschattens um 30%, das des Herzens um 20 %

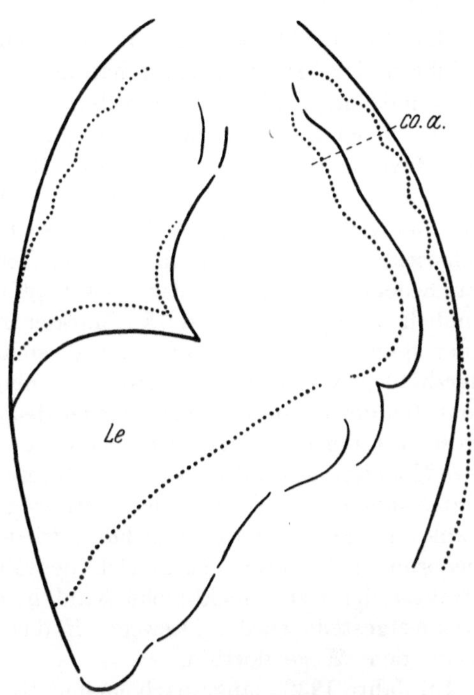

Abb. 18. Säuglingsberiberi. Herz vor und nach 2 B-Vitamininjektionen.

Vor Behandlung ———; nach Behandlung ......;
Co. a. rechter Conus arteriosus; Le Leber.

kleiner geworden war. Der bei kleinen Kindern so deutlich auf der Platte sichtbare Gesamtschatten von Herz und Leber, der uns ein deutliches Bild des venösen „Stauweihers" gibt, hatte also in der Projektion im ganzen über 25% abgenommen, was auch die Zweifler von der Richtigkeit der Diagnose Beriberi überzeugte. Daß über das Bestehen eines bedeutend vergrößerten Herzens in diesem Falle gestritten wurde, ist nicht so verwunderlich. Im allgemeinen ist das Bestimmen der Herzgröße beim Säugling erschwert durch die nicht leichte Perkussion der zarten Thoraxwand, durch den Thymusschatten und durch die Querlage des Herzens bei relativ hohem Zwerchfell (s. BERNUTH 9). Jedoch gibt das Vorhandensein des Conusbuckels hoch am linken Herzrand einen sehr wichtigen Hinweis auf Beriberi. Einige Monate später konnten

wir aus der dann schon vorhandenen Sammlung von Säuglingsröntgen-
aufnahmen des genannten Pädiaters die Beriberi-Herzen *alle herausfinden.*
Wieviel Platz das Beriberi-Herz beim Säugling einnehmen kann, zeigt
die schon früher publizierte Abb. 14, auf welcher auch die Schatten-
ränder sich außerordentlich scharf von den hellen Lungenfeldern ab-
heben, und den Conusbuckel ganz hoch oben links noch gerade erkennen
lassen!

Es ist in den Tropen fast unmöglich, eine Autopsie bei Kindern durchzuführen, der Grund, weshalb man das Säuglingsherz fast nie zu Gesicht
bekommt; niemand konnte darüber aus eigener Anschauung etwas aussagen. Doch half mir das Finderglück: am Tage vor meiner Abreise
von Java verschaffte man mir das Herzchen eines plötzlich auf dem
Wege zur Röntgenaufnahme gestorbenen $1^{1}/_{2}$ Jahre alten Kindes. Leider
war das Herz nicht nur aus dem Thorax herausgeschnitten, sondern auch
aufgeschlitzt, rechts und links. Das Herz, obschon zusammengefallen,
war bedeutend größer als das eines $1^{1}/_{2}$jährigen Kindes, die Wand eigen-
tümlich verdickt, ohne starke Markierung der einzelnen Balken, von
einer steifen Konsistenz, die auch diesmal an Glaserkitt erinnerte. Die
Herzhöhlen waren mäßig erweitert, hingegen war der präpulmonale
Conusteil des rechten Herzens wieder deutlich vorgebuchtet. Meine Diagnose war Beriberi-Herz. Nachher wurde festgestellt, daß das Kind vor
7—8 Monaten (also 1 Jahr alt) mit schwerer Beriberi in Behandlung eines
Arztes kam, nach 1 Monat geheilt entlassen wurde, nach 3 Monaten schwer
krank zu einem anderen Arzt kam, wieder mit günstigem Erfolg; nach
wiederum 3 Monaten erwies sich der Zustand als jeder Behandlung
refraktär, der Arzt schickte das Kind in die Klinik, wo nun ein großes
Herz festgestellt wurde. Deswegen in das Röntgeninstitut geführt, starb
es auf dem Wege dorthin.

Im Jahre 1932, lange nach meiner Rückkehr nach Europa, schickte
Herr Kollege TULL aus Singapore mir die Beschreibung eines Beriberi-
Herzens; später hatte er die außerordentliche Güte, mir das Präparat
nach Europa mitzubringen. Mit Rücksicht auf das Fehlen genauer Beschreibungen und Abbildungen eines solchen Spezimens, soll dieses seltene
Exemplar hier etwas ausführlicher besprochen werden. Das männliche
Kind war von gesunden (Hylau Chinesischen) Eltern; der Vater war Haus-
diener bei Dr. TULL. Es wurde im Maternity-Hospital geboren. Nach
7 Tagen nahm es die Mutter mit nach Hause und gab dem Kinde, weil
sie wenig Milch hatte, eine Mischung von „Milkmaid"-Kondensmilch mit
Reiswasser. Letzteres war aus poliertem Reis zubereitet. Das ganze
wurde zu einem Brei zusammengekocht und passiert. Das Verhältnis
Reiswasser und Milch war ein willkürliches. Orangensaft wurde nicht
gegeben. „Natürlich" ist das Kind fast nicht gewachsen, es schrie
unaufhörlich, war sehr schlaff, jedoch nicht emaziert. Nach 5 Wochen
wurde es zum General-Hospital gebracht, wo eine Lady medical officer
erklärte, daß das Kind gesund genug wäre, um die circumcisio unter

CHCl$_3$ zu vertragen. Das Kind starb noch vor Beginn der Operation. Es war ein forensischer Fall, und so kam es in die Hände Tulls, des Regierungspathologen in Singapore. Das Kind war genau 6$^1/_2$ Wochen alt.

Es darf hier nicht verschwiegen werden, daß die Diagnose Beriberi anfechtbar ist. Naessens, dem ich die Frage vorlegte, fand Säuglings-Beriberi fast nur bei Brustkindern und in etwas späterem Alter und meint, es könne sich auch um einen Mehlnährscha-den handeln; er kann sich darüber nicht mit Sicher-heit äußern. Ich habe ge-meint, Tulls Auffassung folgen zu dürfen, um so mehr als der anatomische Befund in allen wesent-lichen Punkten mit dem des Beriberi-Herzens iden-tisch ist. Nichtsdestoweni-ger wäre es erwünscht, auch in Europa bei Säug-lingsnährschäden, übrigens auch bei anderen Zustän-den, speziell bei Morbus Barlowi, die Säuglings-herzen, die z. B. bei letzte-rer Krankheit perkutorisch groß erschienen, genau zu untersuchen.

Die Beschreibung Tulls folgt hier wörtlich:

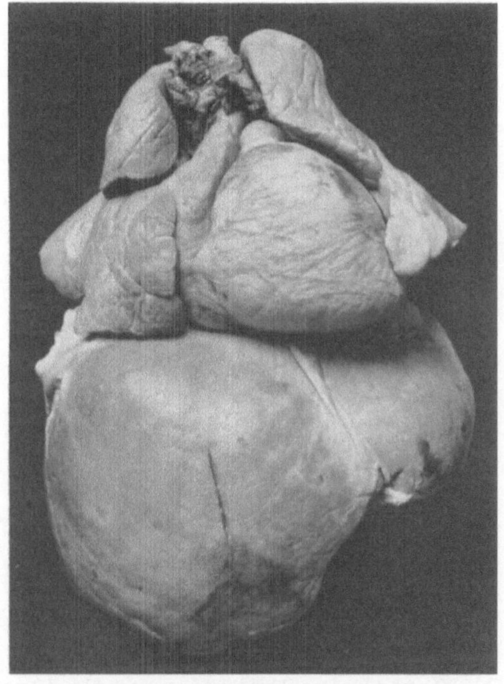

Abb. 19. Beriberi, Säuglingsherz (45 Tage alt). Vorderansicht. Siehe Text.

„Das Thoraxinnere bot einen wirklich wunder-baren Anblick: Das rechte Herz stark gedehnt, die Oberfläche glänzend („shining‘), die Gefäße unterm Epikard außerordentlich erweitert, der rechte Vorhof zum Platzen gedehnt. Die Arteria pulmonalis vom gleichen Umfang wie die Aorta. Das Herz war so groß, *wie das eines 10jährigen Kindes*, die Leber geschwollen, die Gallenblasenwand typisch gequollen, dabei absolute Abwesenheit von Lungenödem, Eingeweide ohne Besonder-heiten. Ich habe die Organe ‚en masse‘ konserviert.“

Herz, Leber und Lungen des in Abb. 19 wiedergegebenen Präparates sind zwar en masse herausgenommen, jedoch hatte eine Unterbindung der großen Gefäße nicht stattgefunden, das Blut ist daher größtenteils ausgeflossen, beide Organe sind dadurch bedeutend kleiner als sie beim Tode gewesen sein sollen. Wir werden auch bei der Beurteilung der Herzhöhlen und der Dicke der Muskelwand mit dieser Tatsache zu

rechnen haben; die Höhlen müssen viel weiter, die Wände viel dünner
gewesen sein. Nichtsdestoweniger zeigt die Ansicht von vorne alle Kennzeichen des Beriberi-Herzens in vollendetem, auch teilweise in fast
extremem Ausmaß. Ganz gewaltig ist der normaliter schmale und enge
Conus arteriosus zu einer runden Kugel aufgeblasen, welche auch den
linken Lungenrand und den ganzen Unterlappen stark nach links

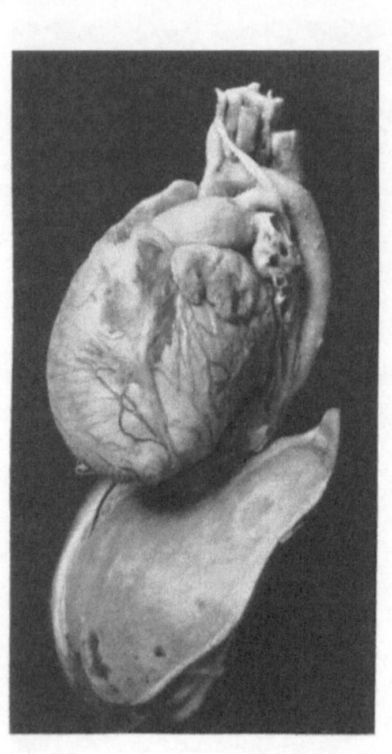

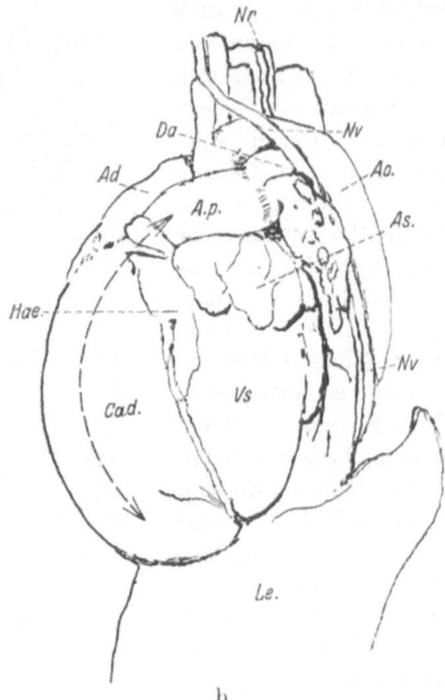

a   b

Abb. 20a und b. Das Säuglingsherz von Abb. 19 von links gesehen, nach Entfernung
der Lungen. Zur Vergleichung des Umfanges von rechter und linker Kammer.
Nr Nervus recurrens; Da Ductus arteriosus Botalli; Nv Nervus vagus; A.p. Arteria
pulmonalis; Ao. Aorta descendens; Ad rechter Vorhof; As. linkes Herzohr; C.a.d. rechter
Conus arteriosus; Vs linke Kammer; Hae. subepikardiale Blutung; Le. Leber.

verdrängt haben muß (es bestand kein Hydrothorax!). Die Spannung
der Wand zeigt sich noch in den feinsten Fältchen der Kammerwand, ungefähr so wie ein Leintuch, welches von beiden Seiten mit den Händen
kräftig gespannt wird, straffe, feine Falten zeigt. Die Gefäßzeichnung
spricht für Stasis in den kleineren Venen, die größeren Venen sind
teilweise noch erweitert. (Auf Abb. 20a die longitudinale Vene zwischen
rechter und linker Kammer.) Blut ist unterm Epikard reichlich aus-
getreten. Der rechte Vorhof ist mächtig ausgedehnt und verdeckt die
Aorta ascendens völlig. Die Leber ist relativ noch sehr groß und zeigt
Stauungszeichnung.
    Von der linken Seite (Abb. 20a u. b) zeigt sich der Größenunterschied
zwischen rechter und linker Kammer und Vorhöfen besonders eindrucks-

voll. Das von KIRCH hervorgehobene (35, hier S. 14) Längenwachstum der Kammerwand kommt hier in der schönen Krümmung der Vorderwand des Conus arteriosus dexter zur Geltung. Sie entspricht vollkommen der Kurve der rechten Kammer im unter Venendruck fixierten Herzen von Abb. 6. Auch die Zunahme der Tiefe dieses Herzteils kommt hier gut zum Ausdruck. Die Herzspitze gehört ausschließlich der rechten Kammer, welche die linke Kammer von oben, vorne und unten umfaßt. Die linke Kammer ist klein, der linke Vorhof ebenfalls und mäßig plattgedrückt, wenn auch nicht so stark wie in den Situspräparaten.

Die schon beim Erwachsenen beschriebenen Verhältnisse an den großen Gefäßen, u. a. wie im geschlossenen Thorax die Arteria pulmonalis gehoben und nach hinten gedrückt wird, lassen sich an diesem Bilde sehr gut demonstrieren. Der Doppelpfeil in der Abb. 20a zeigt die Druckrichtung der Verlängerung der Herzwand; weil dieser Druck, wie schon S. 10 ausgeführt wurde, vorne, wenigstens im erwachsenen Männerthorax, auf Widerstand stößt, muß der Druck sich in der Richtung der Achse der Arteria pulmonalis auswirken.

Wir kommen auch noch kurz auf das „Gedränge" unterm Aortenbogen zurück (S. 19). Beim noch so jungen Kinde ist der Ductus Botalli (Abb. 20a, Da.) ein noch recht dicker und derber Strang. Der Nervus recurrens schlüpft gerade an der Stelle unter dem Aortenbogen hindurch, wo dieser Strang mit der auch relativ harten Aortenwand zusammenkommt. Das ist auch die Stelle, an welcher bei der Mitralstenose infolge starker Überdehnung des linken Vorhofs dieser Nerv von unten her zerdrückt wird. So wird es uns begreiflich, daß beim Säugling die Aphonie eines der häufigsten Symptome der Beriberi ist (allerdings hat unser Kind, wenigstens zu Hause, stark geschrien!). Auch NAESSENS schreibt diese Aphonie der Lähmung des Nervus recurrens zu, der erst ödematisch, später bleibend entartet werden soll. Meines Erachtens soll man eher den *Druck* auf den Recurrens in *solchen* Fällen als Ursache betrachten, in welchen nach einer Vitamininjektion die Aphonie am nächsten Tage schon verschwunden ist. Die Degeneration verlangt wohl längere Zeit zum Entstehen und zur Ausheilung.

Der Hauptstamm der Arteria pulmonalis zeigt, auf Abb. 20 deutlich sichtbar, eine sehr starke Erweiterung, die kurz vor der Abzweigung des Ligamentum Botalli und vor ihrer Zweiteilung ziemlich plötzlich an Umfang abnimmt. Wir werden dabei an TULLs Worte erinnert über die auffallend große Breite der Arteria pulmonalis bei der Autopsie dieses Herzens, wobei man den Eindruck bekommt, daß irgendein Strömungshindernis das Abfließen des Blutes in den Lungenkreislauf hemmt. Anfangs schien es auch, als ob das Gedränge unter dem Aortenbogen auch hier dieses Hindernis darstellen würde und tatsächlich erscheint die Füllung der beiden Hauptäste viel geringer als nach dem Umfang des Hauptstammes der Arteria pulmonalis zu erwarten wäre. Es ist aber sehr deutlich wahrnehmbar, daß die Verengerung des Hauptstammes schon *vor* dem Eintritt in diesen Engpaß zustande kommt. Am Situs-präparat (Abb. 3) wurde durch das Abtragen der linken Lungenkuppe die Arteria pulmonalis freigelegt; auch hier, beim Erwachsenen, ist die gleiche, sehr deutlich conusartig sich verjüngende Verengerung sichtbar (hier nicht abgebildet). Sie wird durch die an dieser Stelle recht breit mit der Arterie verwachsene Umschlagfalte des Perikards hervorgerufen. Auch beim Säuglingsherzen (Abb. 20a) entspricht dieser Teil der hier sorgfältig wegpräparierten Perikardfalte. Das Perikard ist aber ein sehr derbes, nicht dehnbares Gewebe und hat sich offenbar durch die meistens akute Überfüllung des rechten Herzens und der Arteria pulmonalis nicht dehnen lassen. Es ist also doch ein, wenn auch nur relatives Hindernis im Hauptstamm der Lungenarterie vorhanden. Dieses Detail ist für die Klinik nicht unwichtig: es erklärt die unerhörte Weite des Bulbus-teiles der Arteria pulmonalis, wo sich die Semilunarklappen befinden (s. S. 20) und die Insuffizienz der auseinandergedrängten Klappen-ränder. Auch für die Erklärung der zweifellos bestehenden geringen Füllung der Lungen bei so phänomenaler Stauung in und vor dem rechten Herzen ist sie von Bedeutung. Dieser häufig auffallende Zustand wird sonst in solchen Fällen gefunden, in welchen eine gefäßverengernde Sklerose des arteriellen Lungenkreislaufes besteht, bei Asthma und Emphysem und bei sehr starken Schrumpfungen. In diesen Fällen ist der Zusammenhang ganz klar: Verengerung des Lungenstrombettes, höherer Pulmonaldruck. Hypertrophie *nur* des rechten Herzens (s. auch KIRCH (35), der diesen Typus als „pulmonales Herz“ bezeichnet). REIN-HARDT (48) hat das Bestehen eines solchen Mechanismus bei der Beriberi als beinahe sicher angenommen. AALSMEER hat sich (A. u. W. 1) mit diesem Problem ausführlich befaßt, fand jedoch nie ein solches Hindernis im Lungenkreislauf. Wir brauchen auch nach unserer schon damals aus-gesprochenen Erklärung ein solches nicht, jedoch läßt sich nicht be-streiten, daß das Abfließen des Blutes aus der mächtig überfüllten rechten Kammer in die Lungen an dieser einen Stelle der Arteria pulmonalis einer relativen Stenose begegnet.

Es war beinahe schade, dieses einzige Säuglingsherz zu zerschneiden, nur war die Versuchung zu stark, nachzusehen, wie sich die Herzhöhlen in diesem fest anzufühlenden, offenbar stark zusammengezogenen Herz-chen verhalten würden. Der Längsschnitt durch beide Vorkammern und Kammern bot, wie Abb. 21 zeigt, eine Überraschung: Die Herz-wände stark verdickt, die Herzhöhlen, mit Ausnahme des rechten Vor-hofs, nicht so stark erweitert, wie man nach den anderen Bildern hätte erwarten können. Allerdings war das Herzchen leergeblutet, zweifel-los war, nach der Beschreibung TULLs, die Herzwand vor dem Tode viel stärker gedehnt und dünner. Nichtsdestoweniger erscheint die Muskelmasse im ganzen gewaltig vergrößert, im Vergleich zum normalen Zustand bei einem so jungen Kinde.

Der rechte Vorhof war noch zum Teil mit Blut gefüllt und hat seine starke Erweiterung beibehalten; große, erweiterte Fenster zwischen den Musc. pectinati, starke Größezunahme des oben erwähnten Muskelbaumes, der in das rechte Herzohr aufsteigt und sich da reichlich verzweigt (Abb. 21). Der linke Vorhof hat kaum $^1/_5$ des Querschnittes des rechten und hat eine dünnere Wand. Die rechte Kammer zeigt eine angeschnittene Tricuspidalklappe und ein ziemlich weites Ostium atrioventriculare dextrum. Die Muskulatur ist weicher und auch

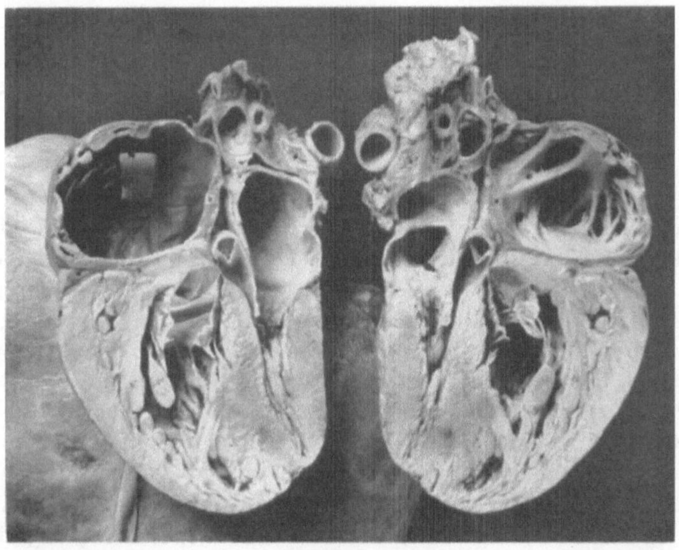

Abb. 21. Das Säuglingsherz im Längsschnitt, wie ein Buch aufgeklappt. Zeigt Größenunterschied beider Herzhälften und die dicke Muskulatur.

von anderer Farbe als die viel festere, steife Wand der linken Kammer. Schon mit dem bloßen Auge kann man im Septum ventriculorum eine Grenzlinie zwischen beiden ziehen, auch ist die Capillarisierung links deutlicher als rechts. Der Unterschied ist am deutlichsten in der Nähe der Herzspitze. Auch mikroskopisch läßt sich diese Grenze feststellen (s. später).

Die linke Kammer zeigt ein ganz enges Lumen zwischen den relativ dicken festen Muskelwänden. Die Mitralklappe ist so wie in Abb. 10c getroffen. Merkwürdig schmal ist der linke Conus arteriosus zwischen aortalem Mitralsegel und Septum ventriculorum; er ist erkennbar an der zerschnittenen Aortenklappe. Vergleicht man diese Spalte mit dem kugelförmigen Buckel des rechten Conus arteriosus und der Arteria pulmonalis auf dem Frontbild (Abb. 19), dann bekommt man einen Eindruck von den völlig verschiedenen Bedingungen, unter welchen beide Kammern *in einem Herzen* gearbeitet haben müssen.

3*

Dieses große Herz eines so kleinen Menschenkindes zeigt völlig den rechtsseitigen Typus des Beriberi-Herzens der Erwachsenen. Ein Unterschied ist das starke Überwiegen der Muskelverdickung. Vielleicht ist das eine Eigentümlichkeit des Kleinkinderherzens, denn das oben beschriebene Herz eines $1^1/_2$jährigen Kindes besaß, auch in entblutetem Zustand wie dieses, eine mäßig erweiterte rechte Kammer mit einer auffallend dicken, steifen Wand, auch am Conus arteriosus. Die Frage, was die Ursache dieser Verdickung ist, ob „echte" Hypertrophie oder etwas anderes, ist nicht so leicht zu beantworten und wird uns im nächsten Kapitel noch zu beschäftigen haben.

d) Der mikroskopische Befund am Myokard des Beriberi-Herzens.

Die fast gewalttätige Dehnung des rechten Herzens, die auf schwere Atonie und auf Mangel an Kontraktionskraft hinweist, läßt selbstverständlich den Wunsch aufkommen, zu erforschen, ob ein eindeutiges mikroskopisches Substrat für diesen krankhaften Zustand vorhanden ist. Die pathologischen Anatomen in Indien machten kein Hehl daraus, daß bis jetzt noch keine genügende Antwort auf diese Frage geliefert wurde. Dieser Umstand und der langgehegte Wunsch, die merkwürdige Pathogenese des Beriberi-Herzens, so weit dies in meinen Kräften liegt, aufzuklären, verführten mich, einen Versuch in dieser Richtung zu wagen. Dabei übersah ich nicht, daß zwar in jungen Jahren die Morphologie mein Fach war, ich jedoch während mehr als 40 Jahren dieser Wissenschaft nur als Amateur mehr oder weniger treu bleiben konnte. Auch war es mir nicht unbekannt, daß die Histologie des quergestreiften Muskels, speziell des Myokards, sogar dem erfahrenen Fachmann die größten Schwierigkeiten bereitet. Wie dem auch sei, es ist ein ziemlich reichliches Material zur Untersuchung gelangt. Vielleicht wird es uns einiges lehren über das Wesen der Herzfunktionsstörung — vielleicht kann es auch als Material für weitere Untersuchungen einen gewissen Wert für andere haben.

Unter den älteren Autoren haben PEKELHARING und WINKLER in ihrer bekannten Monographie (1888) über den Herzmuskel zwar wenig, jedoch richtiges gebracht: Fettige „Degeneration" wird nur in geringem Maße angetroffen, die Querstreifung bleibt erhalten. Nur zweimal wurden kleinere Zellanhäufungen gefunden, eigentliche kleinzellige Infiltration stets vermißt. Die konstant vorhandene „Hypertrophie" des rechten Herzens und die sie begleitende Erweiterung wird mit Verwunderung besprochen, doch „möchten die Autoren einstweilen von einem Erklärungsversuch absehen". Mikroskopisch wurde in *chronischen* Fällen eine Degeneration kleinster Nervenstämmchen im Herzen gefunden, und zwar in einem Grade, „daß es zuweilen unbegreiflich schien, daß das Herz noch so lange hatte arbeiten können".

Eine wichtige Etappe der Aufklärung dieses Problems stellt die berühmte Monographie HERRMANN DÜRCKs (16) dar. Wie bei PEKEL-HARING und WINKLER, war auch bei ihm die Untersuchung des Nervensystems die Hauptaufgabe; die Bemerkungen über Skelet- und Herzmuskel sind im allgemeinen kurz; sie sind aber sehr genau und von wunderschönen Abbildungen begleitet. Er deutet die Veränderungen des Herzmuskels als eine „Sarkoplasmalösung". Zu seinen Bildern 69 und 70 schreibt er: „Die Fasern stellen hier förmliche Röhren dar, deren Wand von einer schmalen Schicht von Fibrillensubstanz gebildet wird, während ihr Inneres von einer feingranulösen, an einigen Stellen etwas schaumig struktuierten Masse dargestellt wird. Diese Substanz liegt also an Stelle des Sarkoplasmas. Daß sie selbst wirkliches Sarkoplasma bedeutet, ist bei ihrer ungemein lockeren, körperlosen Beschaffenheit kaum anzunehmen. Auch würden die Sarkoplasmaanhäufungen, welche sich normalerweise nur an beiden Polen der Kerne eine Strecke weit in die Fasern fortsetzen, ganz ungebührend erweitert und vermehrt sein. Die Kerne scheinen in dieser lockeren Masse gleichsam zu schweben." Er spricht von einer Art von „Ausschmelzungsprozeß", welcher die Fibrillensubstanz ganz verdrängt.

SHIMAZONO (51) bezeichnet die starke Wandverdickung als Hypertrophie und hält sie auch neuerdings für eine *echte* Hypertrophie.

In der Arbeit von AALSMEER und WENCKEBACH (1) wird die Hypothese ausgesprochen, es handle sich um eine kolloide Quellung der Muskelzellen, nicht nur im Herzen, sondern auch in den Skeletmuskeln.

MEBIUS (39) hat sich dieser Auffassung angeschlossen und betrachtet diese Quellung als einen Teil eines allgemeinen, durch die B-Avitaminose hervorgerufenen, hydropischen Zustandes, und baut eine *Ödemtheorie* der Beriberi auf. Seine Arbeit enthält wichtige Details der Histologie des Herzmuskels. Er fand, daß die subepikardialen Muskelfasern mehr Sarkoplasma haben, als die mehr nach innen gelegenen, findet viele Rundzellen, den Querschnitt der Muskelfasern im rechten Herzen größer als im linken, und vor allem Ödem, welches die Fasern auseinanderdrängt. Er bezeichnet das Ganze als eine Myodegeneratio hydropica. Auch er findet nur mäßige Verfettung. In der Diskussion werden wir auf diese Einzelheiten noch zurückkommen.

Für die eigenen Untersuchungen stand eine genügende Zahl von Herzen zur Verfügung. Im allgemeinen wurden möglichst frische Stückchen der verschiedensten Herzabteilungen in verschiedene Fixierungsflüssigkeiten gebracht und von hilfsbereiten, sachkundigen Händen den weiteren Prozeduren der Einbettung und Färbung unterzogen. Zur Härtung wurden 10% Formollösung, neutrales oder „saline" Formalin, Susa, Régaud (Kal. bichrom. + 5% Formalin) benützt. RÉGAUD gab in vieler Hinsicht mikroskopisch hervorragende Bilder. Zur Einbettung wurden Paraffin, Celloidin und die Kombination beider benutzt. Die Gelatinemethode scheint in der heiß-feuchten Tropenatmosphäre nicht leicht durchführbar zu sein. Als Farbstoffe wurden Hämatoxylin-Eosin, auch das HEIDENHAINsche Eisenhämatoxylin, Elastinfärbung, MASSON, KOLMER u. a. verwendet.

Es gibt wohl kaum ein lästigeres Material für histologische Untersuchung als den quergestreiften Muskel. Das frische, lebende Material und besonders der Herzmuskel ziehen sich sofort sehr ungleichmäßig zusammen. Die Breite der Muskelfasern und Bündel ist im Herzen auch am frischen Präparat außerordentlich verschieden; das Messen der Länge des Querstreifungssegments, um zu bestimmen, ob der Muskel mehr oder weniger gequollen oder gedehnt war, lieferte keinen sicheren Befund. Das Material schrumpft auch stark und ungleichmäßig bei der Härtung und Einbettung. Alles Gründe, weshalb ich, mit einer Ausnahme, von der Angabe von Zahlen abgesehen habe. Überhaupt ist, soweit ich sehe, die feinste Struktur der Fibrillen und ihrer Querstreifung noch nicht genügend bekannt. Wie sehr das in verschiedenem Maße degenerierte Beriberi-Material mir auch geeignet scheint, einen Beitrag zu diesem Problem zu liefern, muß ich mich auf das Erreichbare beschränken und diese technisch sehr schwierige weitere Untersuchung interessierten Fachleuten überlassen.

Im allgemeinen ist der mikroskopische Befund am Beriberi-Herzen kein einheitlicher; fast jedes Herz hat seine Eigentümlichkeiten, wahrscheinlich je nach Dauer der Krankheit und Ausmaß der vorangegangenen körperlichen Arbeit, der Herzmuskeldehnung, dem Vorhandensein anderer Krankheiten usw. Will man *die spezifischen Beriberi-Veränderungen* kennenlernen, so ist es Sache, den *geringsten* Befund an nach akutem, unkomplizierten Krankheitsverlauf, sicher kardial (im Shôshin) gestorbenem Material zu suchen. Tut man das so weit als möglich, so scheiden viele Veränderungen, *die nur in einem Teil der Fälle vorkommen,* aus. Als solche wären folgende Befunde zu betrachten:

Entzündliche Vorgänge, sich äußernd in klein- oder größerzelligen Infiltrationen, die zwar gefunden werden, jedoch in der großen Mehrzahl der Fälle *vollständig fehlen;* schaltet man aus der Literatur die chronischen Fälle aus, so besteht darüber nur diese eine Meinung.

Fettige Degeneration des Myokards wird allgemein als bedeutungslos betrachtet, sie ist häufig in der Form regelmäßig in Reihen geordneter kleiner Tröpfchen, oder mehr diffus verteilt im inneren Sarkoplasma der Fasern vorhanden, meistens nur an kleineren Stellen im Herzmuskel zerstreut; eine allgemeine Verfettung mag kaum je gesehen und nachgewiesen sein.

Die exzessive Überdehnung des rechten Herzens kann wohl nicht ohne Einfluß auf das mikroskopische Bild des Herzmuskels bleiben, jedoch sind die gedehnten Wände von Vorhof und Conus arteriosus im *ausgeschnittenen* Herzen zusammengefallen, der rechte Vorhof z. B. stark in Falten geschrumpft. Im Conus arteriosus ist dann von der Streckung der Fasern nichts mehr zu sehen; die ganze Wand ist ungleichmäßig, wellig geschrumpft. Das trifft man auch an nicht erkrankten Herzen als häufigen Befund an, jedoch sind es dann ganze Muskelbündel, die einen stark welligen Verlauf zeigen. Bei der Beriberi ist aber auch eine starke Lockerung der einzelnen Fasern vorhanden; dadurch kann die Wand des rechten Vorhofs ein Bild geradezu hoffnungslosester Unordnung im Bau des Herzmuskels zeigen. Abb. 22 möge davon ein Beispiel geben; sie stammt von unserem $1^{1}/_{2}$jährigen Kinde, jedoch findet man das gleiche Bild auch bei Erwachsenen. Die Fasern sind typisch für das Kind, sehr dünn und hohl, außerdem weit auseinandergedrängt, in allen Richtungen gewellt und gefaltet. Die Interstitien sind sehr weit, in den Gefäßen befindet sich Flüssigkeit. Im Leben war diese Vorhofwand bis zum letzten Augenblick gestreckt, war aber wohl kaum mehr imstande, Arbeit zu verrichten.

Man darf dieses Bild der Lockerung des Verbandes zwischen den einzelnen Muskelfasern nicht als die Regel betrachten, es kommen auch

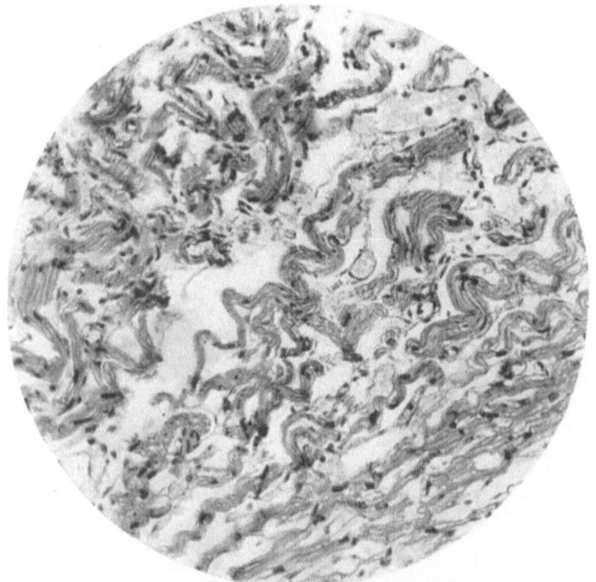

Abb. 22. Beriberi-Herz. Kind 1¹/₂ Jahre. Schnitt aus nicht in situ fixiertem rechten Vorhof. Paraffinpräparat. Lockerung und Schrumpfung der Muskelfasern. Diese sind noch hohl wie beim Säugling (Formalin, Eosin-Hämatoxylin).

Beriberi-Herzen zur Obduktion, bei denen dieser Verband noch ein sehr inniger ist (Abb. 23, 26). Es handelt sich hier also nicht um eine nie fehlende, für Beriberi typische Erscheinung. Außerdem liefern schon die verschiedenen Methoden der Fixierung und der Einbettung verschiedene Bilder (s. unten bei Ödem).

In gespannt fixierten Herzen sind die Fasern in der Vorhofwand, z. B. in den Musculi pectinati gestreckt, auch ziemlich nahe beieinander; Spalten zwischen Fasern sind wohl da, jedoch, infolge der Streckung, sehr schmal (s. Abb. 32).

Venöse Stauung ist sicher nicht typisch für Beriberi allein, tritt hier jedoch in vielen Fällen sehr hochgradig auf, und können Bau und Funktion des Herzens ungünstig beeinflussen. Ob man viel oder wenig Blut in Capillaren, Venen und sogar kleineren Arterien findet, hängt vor allem von dem Zustand ab, in welchem das Herz gehärtet wurde, ob es Zeit und Gelegenheit gehabt hat, sein Blut zu verlieren, bei Autopsien lange nach dem Tode, beim raschen Aufschneiden und Ausblutenlassen. Wenn keine Stauung gefunden wird, ist das kein Beweis, daß keine vorhanden war. Quantitativ hängt sie vor allem vom Druck im rechten Vorhof ab, der im Shôshin sehr hoch ist, denn in der Cubitalvene kann dabei 30—35 cm Wasserdruck gefunden werden. Der Druck im Coronarkreislauf und die Füllung hängen weiters von der Kraft des linken Ventrikels und vom Aortendruck ab,

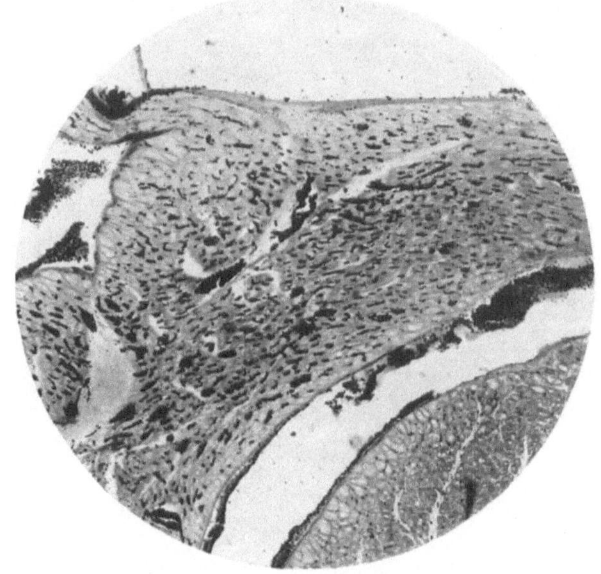

Abb. 23. Beriberi-Herz 4701 (Régaud, Eisen-Hämatoxylin). Aus rechtem Vorhof. Noch feste Muskulatur, starke, alle Capillaren füllende Blutstauung (Blutkörperchen schwarz gefärbt). Geringes Ödem.

die sich beide ziemlich lange auf einer gewissen Höhe erhalten können, weil, wie im klinischen Teil ausgeführt wird, das linke Herz am längsten seine Arbeitsfähigkeit behält. Abb. 23 ist der Durchschnitt einer nicht gefüllt fixierten, in Régaud gehärteten rechten Vorhofwand. Die Blutkörperchen sind mit Eisenhämatoxylin schwarz gefärbt, Capillaren und kleine Venen sind strotzend gefüllt. Auf Längsschnitten liegen die Blutkörperchen wie in Perlenreihen in den engen Capillaren. Wie bekannt, verlaufen diese auch streckenweise in den Muskelfasern selbst; auf Querschnitten kann man nicht selten feststellen, daß alle die zahllosen Capillaren des Muskels gefüllt erscheinen, so daß man 2—3 Längscapillaren auf einer Faser finden kann. Im Querschnitt Abb. 28 sind die schwarzen Punkte die in den quergeschnittenen Capillaren liegenden Blutkörperchen, in manchen Schnitten findet man eine noch viel größere Zahl. Die Muskelfasern sind trotz oder teilweise auf Grund dieser Stauung stark aufeinandergedrängt. Sie machen den Eindruck verdickt und im Inneren hohl zu sein. Es ist dies eine Quellung des Sarkoplasmas der Muskelzellen, welche mit einer Zunahme der Faserdicke einhergeht. Im unteren Teil der Abb. 23 sind diese scheinbaren Hohlräume in den Fasern deutlich sichtbar, nicht nur in den großen PURKINJE-Zellen unterm Epikard, sondern auch in den schmalen Querschnitten der Arbeitsmuskelfasern.

In einer Arbeit von FOCK (20) liest man folgende Schlußfolgerung: „Es gibt keine venöse Stauungsblutüberfüllung am Herzmuskel in dem Sinne, wie wir sie von den übrigen parenchymatösen Organen her kennen." Es ist nicht ganz klar, wieso der Autor zu dieser, den Tatsachen widersprechenden Ansicht gekommen ist. Auch seine Zusammenfassung auf S. 22 ist schwer verständlich. In unserem Falle erklärt sich die Stauung wie jede andere: erhöhter Widerstand an einer Abflußstelle, dadurch Anschoppung des zuströmenden Blutes, Überfüllung der Venen und Capillaren, soweit die Verhältnisse es erlauben. Der Widerstand ist hier der ungewöhnlich hohe Druck im rechten Herzen, diastolisch und systolisch, denn das Tricuspidalostium steht weit offen. Dieser Zustand ist aber nicht nur bei der Beriberi zu finden, sondern kommt häufig in der Herzpathologie vor, nur läßt er sich infolge des Abfließens des Blutes bei der Autopsie nicht immer mit Sicherheit nachweisen. Zum Begriffe „Stauung" gehört nicht ein Rückwärtsströmen des Blutes; leider werden die Ausdrücke *Stauung* (als Anschoppung) und *Rückstauung* (wie bei der Klappeninsuffizienz) viel zu wenig auseinandergehalten. Im Wesen hat PLESCH (47) mit seinen Vorstellungen recht, auch wenn man nicht alle seine Schlußfolgerungen ohne Vorbehalt annimmt.

Ödem und Blutung im Herzmuskel sind die Folgen der exzessiven Stauung, welche die Durchlässigkeit der Gefäßwand bedeutend steigert. Man findet, je nach dem Grade der Stauung, ein reines Ödem in dem die Gefäße begleitenden Bindegewebe, sehr selten mit Auswanderung von Leukocyten. In einigen Präparaten sind die Capillaren von einem Wassermantel umgeben. Die Überfüllung der nicht mehr ganz kleinen Venen, welche sich nicht mehr im dichten Gedränge der Muskelfasern, sondern zwischen den größeren Bündeln und ganz gesondert befinden, kann zu Blutungen führen. Am häufigsten sind diese an der Oberfläche des Herzens, unterm Epikard und im Gebiete schon größerer Venen. Subendokardial fand ich sie höchst selten und nie umfangreich. Begreiflicherweise ist die übertriebene Dehnung der Herzwand in dieser Beziehung sehr ungünstig, sowohl wegen des Zerrissenwerdens kleiner Gefäße, als durch die Lockerung der Muskelbündel und die weiten Gewebsspalten. Das stärkste Ödem wurde in den oben beschriebenen Kinderherzen gefunden. Mit Rücksicht auf den Bau der Muskelfasern beim Säugling wird das Ödem des Herzens an anderer Stelle noch einmal zur Sprache kommen.

Quellung des Bindegewebes. In einigen Herzen ließ sich eine bedeutende Quellung des interstitiellen und subepi- und endokardialen Bindegewebes nachweisen (Abb. 24). Die dünnen Faden werden in hyaline Stränge umgewandelt; dabei kann die Bindegewebszelle, wie aufgelöst in der Quellung, aus dem Gesichtsfeld verschwinden. Zwischen den Muskelfasern und kleinsten Bündeln findet man färbbare Streifen, die gänzlich strukturlos, als glatte, eosingefärbte, wurstförmige Gebilde zwischen den hämatoxilin-farbenen Muskelfasern auffallen. Letztere tragen die Zeichen starker Plasmolyse und führen nur wenige restliche, sehr dünne Fibrillen. Dieses rote Gebilde hat einige Ähnlichkeit mit den von Dürck beschriebenen und (Tafel 10, Abb. 19) abgebildeten, aus dem Verbande gelockerten Muskelfasern des Musculus peronaeus. In unseren Herzschnitten war aber von einer Querstreifung nie etwas zu finden: die

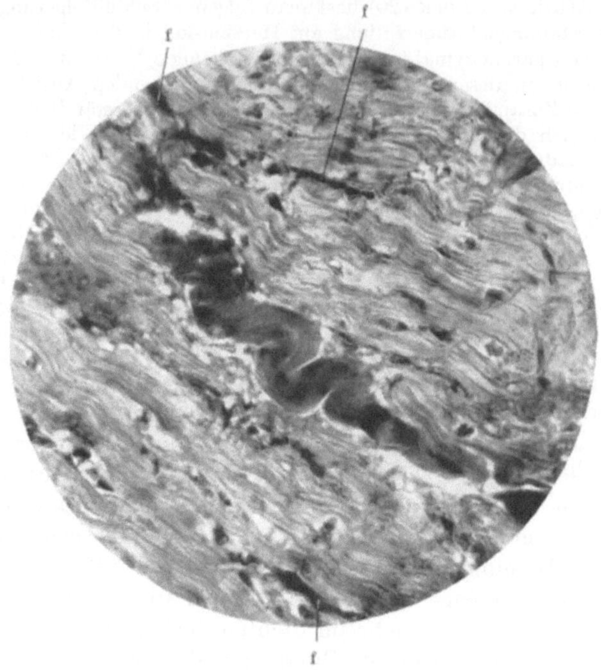

Abb. 24. Beriberi-Herz (Susa, Eosin-Hämatoxylin).
Schnitt aus Kammermuskulatur. Große und kleine gequollene Bindegewebsmassen.
f f kleine gequollene Fasern.

Stränge befinden sich auch nur im Bindegewebe, umsträngelt von wirren Gefäßen und sind in unserem Bilde, in allen Dimensionen auch als ganz kleine rote Streifen (f) vorhanden. Die Schlängelung wird, so wie bei Dürcks dicken Muskelfasern, durch die Entspannung der gequollenen Bindegewebsstreifen nach dem Tode entstanden sein.

Das Vorkommen solcher Quellungen in vorgeschrittenen Fällen des Herzmuskelleidens läßt die Frage aufkommen, ob hier nur eine einfache Imbibition durch Ödemflüssigkeit vorliegt, oder ob es eine, der Beriberi eigene Wasserretention und Quellung der Bindegewebszellen ist, ungefähr wie im Myxödem. Mebius macht in seiner „Ödemtheorie" der Beriberi zwischen diesen Dingen keinen Unterschied. Hier sei nur hervorgehoben, daß die Muskelfasern zwar stark degeneriert sind, jedoch noch fest aneinanderliegen, kein Ödem nachgewiesen werden kann. Die Quellungsfrage hat für die Pathogenese der Beriberi vielleicht eine fundamentelle Bedeutung, jedenfalls werden ähnliche Prozesse an anderen Stellen im Körper angetroffen (s. Nachtrag 1, S. 104).

Die hier kurz behandelten pathologischen Veränderungen kommen in sehr verschiedenen Kombinationen beim Beriberi-Herzen vor. Sie beeinflussen sich gegenseitig, sind in der Regel sekundärer Natur, denn sie werden hauptsächlich von der Überfüllung des Herzens, der Herzwanddehnung, vom Vorhof- und Kammerdruck im rechten Herzen und von der Dauer der Krankheit bestimmt. Sie beherrschen in hohem Grade das Endstadium des Herzens, das wir nach dem Tode zu sehen bekommen. Namentlich können Dehnung, Stauung, Ödem und Bindegewebsquellung zweifellos an der Dicke- und Gewichtszunahme der Herzwand einen großen Anteil haben. Sie treten aber erst auf, wenn der Herzmuskel schon in einen solchen Zustand geraten ist, daß Tonus und Kontraktilität nicht mehr für eine regelrechte Weiterbeförderung des Blutinhaltes genügen. Hier, im kontraktilen Element selbst, werden wir zu suchen haben, ob strukturelle Veränderungen vorliegen, welche die Funktionsstörung, die das Herz in kurzer Zeit zum Tode führen kann, begleiten und erklären können, oder gar als ihre Ursache zu betrachten wären.

Dieses Suchen war keine so einfache Sache: die sichtbaren Veränderungen sind nicht nur in den verschiedenen Herzabteilungen, sondern auch in einem und demselben Muskelbündel, nebeneinander, sehr verschieden. Am meisten verwirrend wirkt anfangs die Tatsache, daß man zuweilen an Beriberi-Herzen nach dem raschen Tode, bei oberflächlicher mikroskopischer Beobachtung kaum etwas Pathologisches findet. Man liest in der Literatur von Verschwinden sowohl als von Bestehenbleiben der Querstreifung, von Hervortreten der Längsstreifung, von Hypertrophie und Atrophie der Fasern; ich selbst erwartete, auf Grund einer seinerzeit aufgestellten Quellungshypothese ein Verschwinden der Querstreifenstruktur schon in frühen Stadien zu finden. Nichts ist weniger der Fall als gerade dieser Vorgang. Schließlich trifft man eine tadellose Querstreifung an nichtsdestoweniger an ihrem Herzen gestorbenen Patienten und an den stärkst gedehnten Teilen an. Abb. 25 möge davon den Beweis liefern: ein Schnitt aus der Vorderwand des Conus arteriosus, die sehr stark gedehnt gewesen sein muß, denn sie war sehr dünn, noch ziemlich resistent. Das Präparat zeigt Lockerung der Bündel und der Fasern, eine nicht besonders starke Schlängelung infolge der Entspannung nach dem Aufschneiden des Herzens. Dabei ist die Querstreifung sehr scharf gezeichnet (s. die unten links verlaufende Faser). Es wird Sache der Spezialisten auf diesem Gebiete sein, zu entscheiden, ob die deutlichen Muskelkästchen Zeichen der Dehnung der ungenügenden Arbeit oder der beginnenden Quellung sind.

Aus der Tatsache, daß der am meisten gedehnte Teil des rechten Herzens noch ein solches Bild zeigen kann, läßt sich folgern, *daß ein*

Beriberi-Herz tödlich versagen kann ohne besondere Vernichtung von Längs- und Querstreifung! Für die Aufklärung der ganzen Pathologie werden natürlich aus dieser Beobachtung Konsequenzen gezogen werden müssen, was jedoch die Beschreibung von in der großen Mehrzahl der Fälle auftretenden Veränderungen nicht überflüssig macht.

Die Patho-Histologie des Myokards. Die erste, deutlich sichtbar werdende Veränderung ist keine andere als die von DÜRCK beschriebene, schon oben zitierte „Sarkoplasmolyse". In den hier gebrachten Abbildungen sind verschiedene Stadien dieses destruktiven Vorganges zu erkennen. Es handelt sich um eine Art Lockerung im Inneren der Muskelfasern, welche auch hier den Eindruck einer „Lösung" und Verflüssigung des Sarkoplasmas macht, die die Faser schließlich aushöhlt (DÜRCK).

Abb. 26 zeigt eine schon vorgeschrittene Sarkoplasmolyse in der dicken Muskelwand der linken Kammer (Arbeitsfasern). Die Quellung des Sarkoplasmas und das Gelöstwerden der Fibrillen ist in manchen Fasern stark

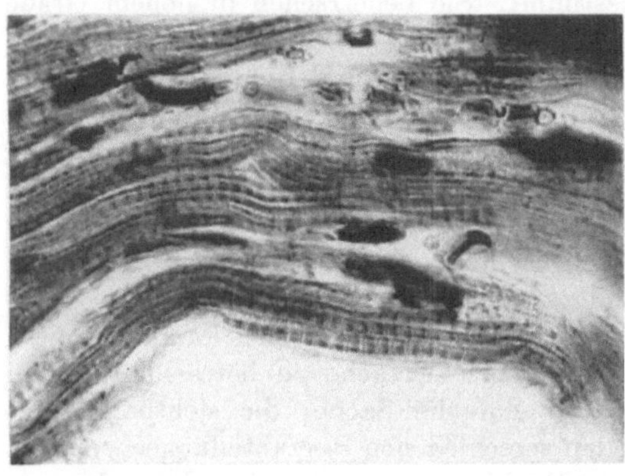

Abb. 25. Beriberi-Herz (Formol-chlor. zinc., Eosin-Hämatoxylin). Erhaltene Querstreifung in gelockertem Muskelgewebe des rechten Vorhofs (nicht in situ fixiert).

ausgeprägt; im allgemeinen sind diese Fasern verdickt, jedoch nicht mit den Zeichen der Hypertrophie, sondern im Gegenteil einhergehend mit Destruktion der normalen Substanz. Wenn man die Breite der Fasern mit den schön sichtbaren Kittlinien vergleicht, läßt sich der Grad dieser Schwellung feststellen. Die Peripherie dieser Fasern, die Wand sozusagen, enthält Fibrillen, die teilweise noch die Querstreifung zeigen (bei f). Am besten erhalten sind die Fibrillen in der Nähe der offenbar nicht sehr dehnbaren Kittlinien. Der Durchzug der Fibrillen durch diese Gebilde ist an vielen Stellen deutlich sichtbar. Die am wenigsten „gelösten" Fasern zeigen die von DÜRCK beschriebene Anhäufung von Sarkoplasten, die besonders im Beginne der Sarkolyse aufzutreten pflegen. In weniger vorgeschrittenen Fällen, wie Abb. 27, Sa, sind noch mehr Körnchen sichtbar, als hier. In Zuständen stärkerer Lösung, in den stark gequollenen Zellen der Abb. 30 hat der Inhalt diese Körnchen und Streifen fast gänzlich gelöst. Schließlich kommt es, wie es scheint, zu regelrechten Wasservakuolen im Inneren der Zellen (Abb. 28, 29). Man findet häufig zwei, oder wie in der Literatur mitgeteilt wird, mehrere, oft sehr viele Kerne in einem Fasernschlauch (Abb. 26 bei 2 K).

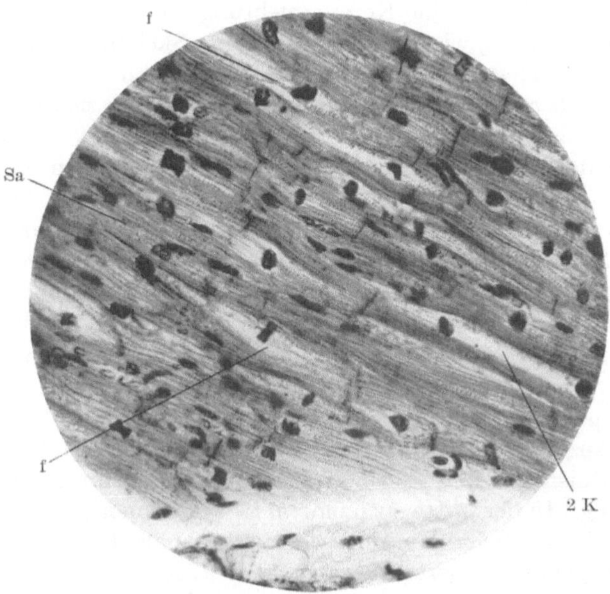

Abb. 26. Beriberi-Herz 2075 (Susa, Eosin-Hämatoxylin). Gequollene und entartende Muskelfasern aus dem festesten Teil der linken Kammerwand. f gelockerte Einzelfibrillen, mit Rest der Querstreifung; 2 K zwei Kerne in einem Schlauch; Sa Sarkoplasten.

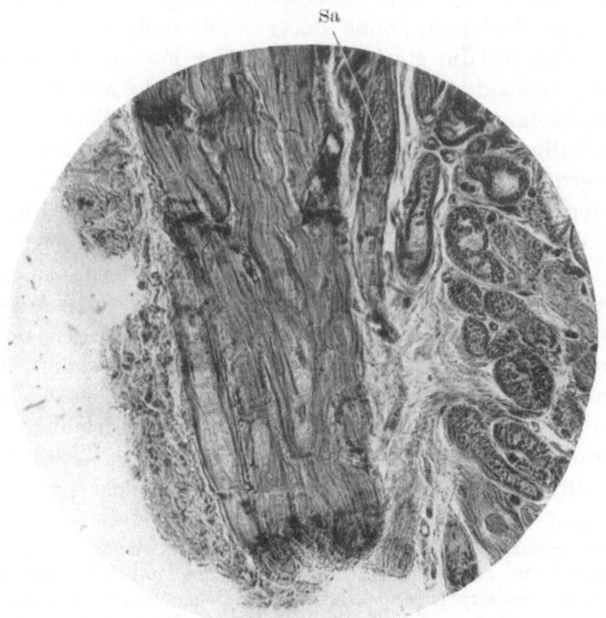

Abb. 27. Beriberi-Herz 4701 (Régaud, Eosin-Hämatoxylin). Die großen Fasern aus dem rechten Vorhof (eine Mittelform von Reizleitungs- und Arbeitsfasern?). Sa Sarkoplasten; Kittlinien und einzelne lockerste Fibrillen wie in Abb. 26 sichtbar.

Es liegt dann vielleicht eine Kernvermehrung vor, die ich im Herzen nie in dem Ausmaß fand, wie sie in degenerierten Skeletmuskeln regelmäßig vorkommt. Auch hat noch kein Untersucher Karyokinesen im Herzmuskel gefunden (auch mir ist das nicht gelungen), so daß es sich wohl um eine direkte Teilung der Kerne handelt. In den oberen, mit 2 K markierten Zellen könnte ein solcher Vorgang gerade stattgefunden haben. Die Frage, ob das zwischen zwei Kittlinien liegende Stück Muskel eine „Zelle" ist oder nicht, soll hier nicht weiter erörtert werden.

Abb. 27: große Muskelfasern, aus festeren Teilen des rechten Vorhofs, in Längs- und Querschnitt. Die Vorhofmuskulatur enthält bekanntlich Fasern von sehr verschiedenem Kaliber, im allgemeinen eine ziemlich breite Arbeitsmuskulatur, Übergänge zur PURKINJE-Faser und gebündelte, breite Reizleitungsfasern. Diese Verhältnisse kommen in diesem Präparat, im verschiedenen Verhalten starker und dünner Fasern auch zum Ausdruck. Die kleinsten, unweit des rechten Bildrandes sind noch verhältnismäßig fest, jedoch auch schon teilweise im Anfangsstadium der Quellung. In der Mitte oben eine mit Sarkosomen gefüllte Zelle, am linken Rande des Schnittes eine schon sehr hohle Faser, deren Inhalt größtenteils gelöst ist, deren Fibrillen stark abgenommen haben. Auch hier bleibt die Querstreifung an den restlichen Fibrillen noch lange erhalten; im übrigen Teil des Vorhofs, namentlich in dem doch sonst ziemlich fest gebauten Herzohr, hat die Sarkolyse schon viel mehr um sich gegriffen. Auf dem Querschnitt zeigen sich die Fibrillen nur als ganz dünne Fädchen, „ohne Belag". Die nicht gedehnten Kittlinien liefern das Maß für die starke Quellung der Fasern. Eine sehr häufige Erscheinung, das aufgequollene, strukturlose Endokard, ist hier sichtbar.

Die Querschnitte solcher, in der Mitte gequollener Fasern geben ein merkwürdiges Bild, als ob es sich um embryonale oder große Reizleitungsfasern handeln würde. Abb. 28 stammt aus den stärksten Muskelgruppen der linken Kammer desselben Herzens von Abb. 24, nur ist die Fixierung eine andere. Es zeigt sich auf beiden Bildern ein mäßiges, gänzlich interstitielles Ödem, das die gequollenen Fasern sozusagen isoliert; die zahlreichen dunklen Punkte sind Erythrocyten und deuten die Capillaren an. Um die Gefäßwände ist ein verschieden breiter Raum vorhanden. Da es sich um ein Régaudpräparat handelt, ist es wohl ausgeschlossen, daß Paraffinschrumpfung hier das Gewebe auseinandergerissen hat. Wenn man dieses Bild mit dem eines normalen Herzmuskelbündels aus der linken Kammerwand vergleicht, kommt einem die Quellung und das Ödem in diesem Bilde schon sehr pathologisch vor.

Wenn man die Fasernquerschnitte mit den Längsschnitten vergleicht, bekommt man in dem gelockerten Bau der Muskelfaser merkwürdige Details der Quer- und Längsstreifung zu Gesicht. Sie entsprechen ungefähr den Bildern von MARCUS (38) bei der experimentellen fettigen Degeneration. Es bleibt ein Netzwerk übrig, mit verdickten Knotenpunkten, einem Fischernetz ähnlich, das sorgfältig aufgerollt oder gefaltet am Schiffsmast hängt. Die Längsfädchen liefern die Längsstreifung. Die Querfaden entsprechen dem Hauptstreifen der Muskelstreifung, so wie sie in Abb. 25 an dem unteren Rand der untersten Fasern sichtbar sind. Betrachtet man diese Struktur im Querschnitt von Fasern der Arbeitsmuskelzellen, so sieht man die Fibrillen als Punkte, die durch feine Querfädchen verbunden sind. Senkt man die Linse äußerst vorsichtig und langsam, so verschwindet dieses Netzwerk, es bleiben nur die Fibrillenpunkte übrig. Bei tieferer Einstellung zeigen sich dann die Knotenpunkte und die Querfädchen wieder. In nicht allzu dünnen Schnitten kann man das meines Erachtens mit Sicherheit nachweisen. Wo in Präparaten mit gut gefärbten Kittlinien ein solcher Querschnitt in der gleichen Weise von oben bis unten durchsucht wird, stößt man auf

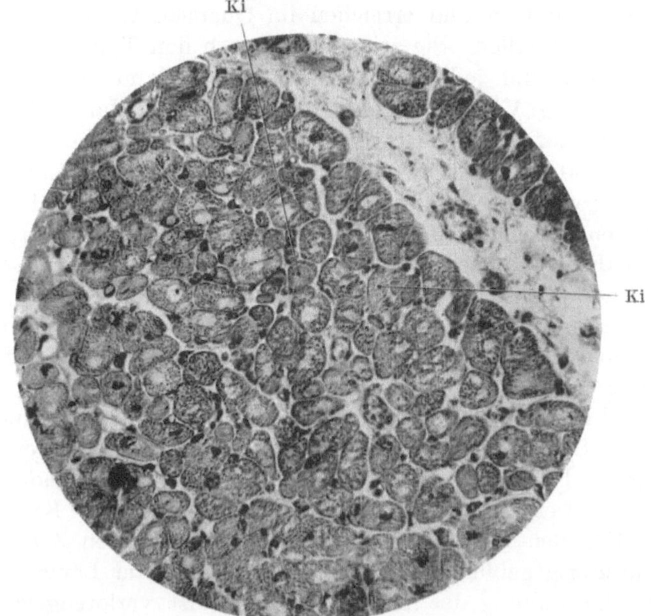

Abb. 28. Beriberi-Herz 4701 (Régaud, Eisen-Hämatoxylin). Querschnitt aus dem festesten Teil der Arbeitsmuskulatur der linken Kammer. Ein Hohlwerden der gequollenen Muskelfasern; interstitielles Ödem.
Ki Flachschnitt durch „Kittlinien".

die dünne Kittplatte, welche von den Fibrillen als äußerst dünne Pünktchen durchbohrt werden (Abb. 28, Ki). An großen gequollenen Leitungsfasern (Abb. 29) kann man auch einzelne Fibrillenreihen beobachten, die die Zelle durchqueren und nur Einzelquerfädchen zeigen; letztere stellen also nicht immer Ringe dar. Das Ganze macht wirklich den Eindruck eines feinen Skelets im Sinne Marcus, vielleicht Träger der isotropen und anisotropen Substanzen und Stütze derselben.

Die scheinbar in hohle Schläuche umgewandelten Arbeitsfasern wecken immer den Verdacht, daß es sich um Reizleitungsmuskelfasern handelt, welche bekanntlich einen mehr lockeren Bau besitzen, nur an der Peripherie einige Schichten Fibrillen zeigen und nur von im Querschnitt sichtbaren, vereinzelten Fasern innerlich durchkreuzt werden. Es ist ohne weiteres zuzugeben, daß die nicht allzu stark von der Sarkolyse angegriffenen Fasern den großen Purkinje-Fasern ähnlich sehen, es ist hier aber immer darauf hingewiesen worden, was Arbeits-, was vielleicht ein Übergang zum Reizleitungsmuskel war. Jedenfalls aber erschien es wichtig, auch diese Form bei der Beriberi abzubilden, um zu zeigen, wie auch hier der Prozeß sich sehr bemerkbar machen kann. Die Fasern quellen ebenfalls, aber viel stärker als die Arbeitsmuskulatur und können ein deutliches Bild einer inneren Einschmelzung zeigen.

Abb. 29 ist ein Querschnitt solcher, unter dem Endokard liegender Reizleitungsbündel aus der Kammer desselben Herzens 4701. Die Fasern sind stark gequollen und erreichen im Querschnitt ein Vielfaches von dem der Arbeitszellen. Sie zeigen zwar noch den Typus der PURKINJE-schen Fasern, sind jedoch viel breiter, die Wand ist viel ärmer an Fibrillen, die sog. Vakuolen sind bedeutend größer. Man findet in solchen Präparaten häufig scheinbar ganz „leere“ Querschnitte.

In Abb. 30 ist ein Bündel der sehr breiten sog. Brückenfasern, die aus der Gegend der Mündung des Sinus coronarius in der Richtung des A-V-Knotens die untere Partie des rechten Vorhofs durchwandern. Während die Randfasern der Abb. 29 in einer Bindegewebsscheide eingefaßt sind und dadurch aneinander geschlossen bleiben, sind die Brückenfasern über längere Strecken in ziemlich lockerem Bindegewebe gebettet, so daß sie bei der Quellung nicht von einer Widerstand leistender Umgebung gegen starke Schwellung geschützt werden.

Es ist klar, daß diese Fasern schon stark der Quellung und der Auflösung verfallen sind; die Fibrillen besitzen nur noch Spuren der Querstreifung, die Kerne sind gänzlich entartet und im Verschwinden begriffen. Bei Ki sind in einigen, noch wenig gequollenen Zellen die Kittlinien noch gut, die Fibrillen nur teilweise erhalten. In mehreren Zellen ist nicht viel mehr übrig geblieben als das Netzwerk feinster Längs- und Querfädchen, die Füllung der „Muskelkästchen“ ist verlorengegangen. Die Netzfäden sind auseinandergedrängt und geschlängelt, was wohl darauf hinweist, daß das Netz in der Länge überdehnt gewesen ist und sich bei der Entspannung krümmen mußte. Es ist dies das Netzwerk, worüber soeben gesprochen wurde. In dem noch halbwegs substantiellen Inhalt großer Zellen befinden sich offene Stellen, die wirklich den Eindruck von Vakuolen oder Wassertropfen machen, wiewohl ihre Anordnung im Bau der Zelle immer noch an die normale Struktur der PURKINJE-Fasern erinnert.

Das Reizleitungssystem ist daher nicht weniger von der Plasmolyse in Mitleidenschaft gezogen als die Arbeitsmuskulatur. Diese Beobachtung hat eine gewisse klinische, noch mehr eine physiologische Bedeutung, welche später zur Diskussion gestellt wird.

Das Säuglingsherz (Abb. 19 und 20) verdient hier nicht weniger unsere Aufmerksamkeit als im Kapitel der makroskopischen Anatomie. Bei keinem unserer Herzen Erwachsener hat sich die Auswirkung verschiedener Belastung des linken und des rechten Herzens auf die anatomischen Verhältnisse in so hohem Maße beobachten lassen, wie in diesem

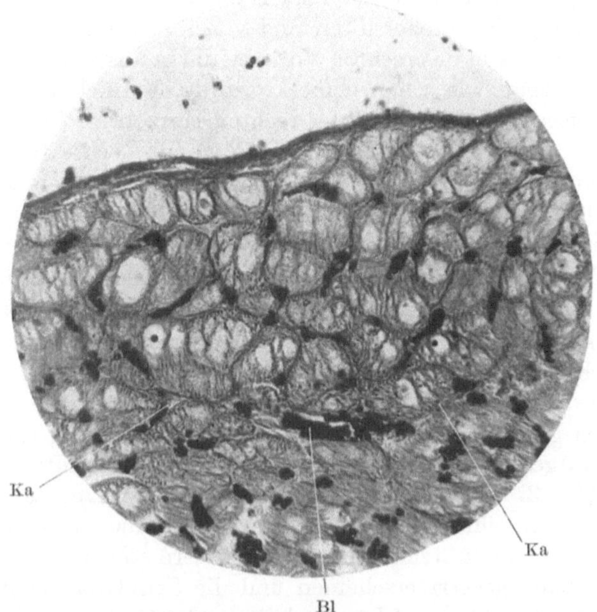

Abb. 29. Beriberi-Herz 4701 (Régaud, Eisen-Hämatoxylin). Querschnitt gequollener Reizleitungsfasern unter dem Endokard des rechten Vorhofs (aus dem Präparat von Abb. 23).
Ka Bindegewebskapsel; Bl Blutgefäß (Stauung).

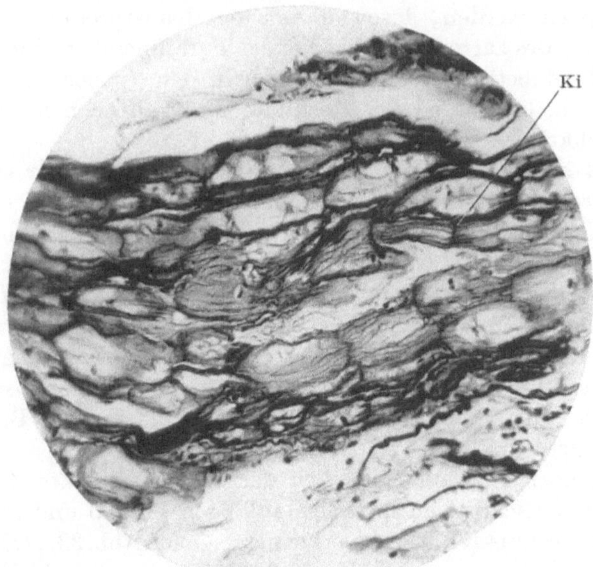

Abb. 30. Beriberi-Herz. Längsschnitt eines Bündels von sog. Brückenfasern des Reizleitungssystems. Stärkste Lockerung, weil Bindegewebshülle fehlt.
Ki relativ gut erhaltene Faser mit geringer Sarkolyse und noch erhaltener Kittlinie.

Wenckebach, Beriberi-Herz.   4

Herzchen. Die Kammerwände sind stark verdickt, während man sie nach der Beschreibung Tulls eher dünn und von innen ausgedehnt erwartet hätte. Auch die Wand des rechten Vorhofs, die in ausgedehntem Zustand fixiert wurde, zeigt, wie schon bemerkt wurde, Verdickung des Balkenwerks der Musculi pectinati und des rechten Herzohres. Hier sollte man imstande sein, an diesem Specimen die Frage, ob „echte Hypertrophie" oder eine andere Form der Volumzunahme vorliegt, entscheiden zu können. Allerdings zeigten sich dabei einige Schwierigkeiten bei der Technik des Schneidens der Objekte: beim Ausbreiten der Paraffinschnitte auf Wasser pflegte eine Anzahl derselben auseinandergeschwemmt zu werden. Das ohnedies zarte Material des Säuglings schien also außerordentlich gelockert zu sein. Tatsächlich zeigen Schnitte sowohl des rechten Vorhofes, wie des Conus arteriosus dexter, sämtliche Fasern und Bündel wie durch ein mächtiges Ödem auseinandergerissen, die kleinen Arbeitsfasern gänzlich zerdrückt, die Interstitien mächtig erweitert, die kleineren Blutgefäße bis zur Unkenntlichkeit mißhandelt. Ein solches Bild zeigt Abb. 31 aus der rechten Vorhofwand, wo hauptsächlich Reizleitungsbündel in ihrer eigenen Bindegewebshülle noch zusammengehalten werden, die (unten rechts) Arbeitsfasern *sehr* dünn und gänzlich aus dem Verband gezerrt erscheinen und die Capillaren nicht mehr erkennbar sind. Besonders auf Längsschnitten des Conus arteriosus dexter war nur ein weitmaschiges Netz von zusammengedrückten Arbeitsfasern zu sehen. Es handelt sich nach der Meinung meiner pathologisch-anatomischen Berater in diesen Präparaten, welche uns übrigens noch gute Dienste leisten werden, insoweit um ein Kunstprodukt, das durch Schrumpfung des zarten Gewebes bei der Paraffineinbettung entstanden ist. Celloidineinbettung, die auch schon in den Tropen von mir angewendet wurde, lieferte bessere Resultate und gab auch klare, offenbar der Wirklichkeit entsprechende Bilder.

Abb. 32 hingegen ist ein Celloidinquerschnitt aus der eigentlichen Wand des rechten Vorhofes des Säuglingsherzchens, im Gegensatz zum stark mit Reizleitungsfasern gemischten Balkenwerk der Abb. 31. Sie ist leicht zu deuten: stark gedehnte Venen und Capillaren, die einen Wassermantel aufweisen; die Interstitien sind erweitert, die Fasern scheinbar hohl und mit nur sehr wenigen Fibrillen an der Peripherie versehen. Auch Blutstauung ist da; trotz Stauung und Ödem ist jedoch die Gesamtstruktur der Wand wohl erhalten. Die dünne Muscularis der Arterie in der Mitte hat normalen Aspekt, das umringende Bindegewebe ist auseinandergedrängt.

In demselben Präparat läßt sich der stark gestreckte Zustand der Fasern im Längsschnitt an ihrem geradlinigen Verlauf und an den ganz dünnen, langgestreckten Kernen erkennen (s. auch Abb. 33); Ödem ist vorhanden, jedoch kann es sich nur in langen, schmalen Spalten zeigen. Wäre dieser Vorhof vor der Fixierung aufgeschnitten gewesen, so würde er das Verwüstungsbild der schon besprochenen Abb. 22 zeigen. Man

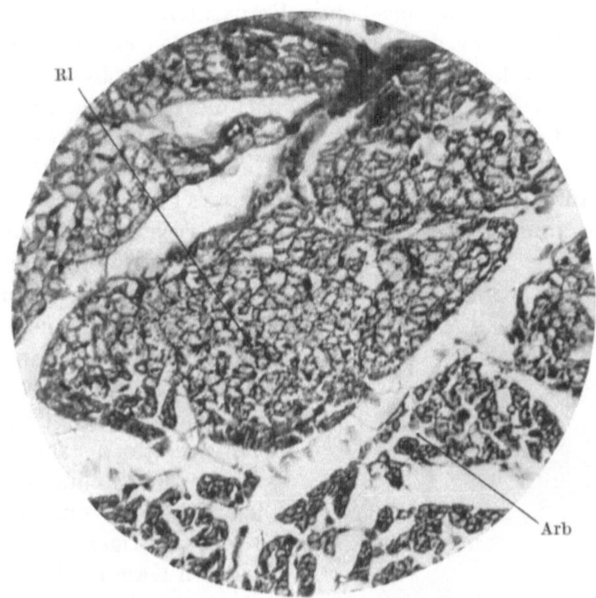

Abb. 31. Beriberi-Kinderherz, $1^1/_2$ Jahre alt (Formalin-Kochsalz-Eosin, Hämatoxylin). Querschnitt aus dem rechten Vorhof (s. Abb. 21). Infolge Paraffineinschluß geschrumpft.

Rl Die durch Bindegewebshülle zusammengehaltenen Reizleitungsfasern; Arb die gelockerten kleinen Arbeitsfasern.

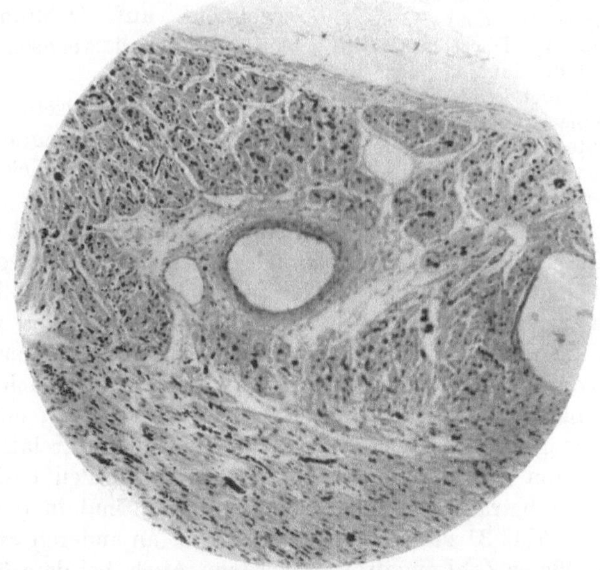

Abb. 32. Säuglingsherz. Celloidinschnitt aus dem Vorhof (s. Abb. 21), in welchem die Gewebe nicht geschrumpft waren. Ödem zwischen den Zellen und um die Gefäße herum. Adventitia der größeren Gefäße erscheint gequollen.

bekommt in den letztbeschriebenen Präparaten wohl das naturgetreue Bild der Zustände vor dem Tode zu sehen, also ein reichliches Ödem, das zweifellos stark zu der Verdickung der Herzwände beiträgt. Ein so starkes Ödem wurde an Erwachsenen und Adoleszenten nie von mir angetroffen, ist also wohl eine Eigentümlichkeit des ganz jungen Kinderherzens. Vielleicht haben seinerzeit auch Paraffinschnitte dazu beigetragen, daß MEBIUS u. a. dem Ödem eine vielleicht allzu große Rolle zugesprochen und die Beriberi als „Ödemkrankheit" bezeichnet haben.

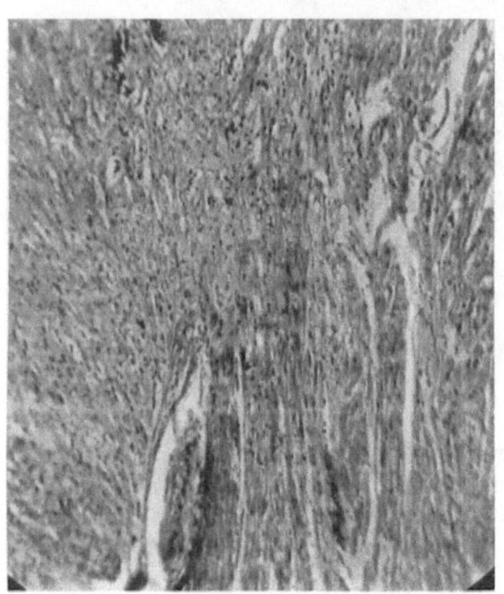

Abb. 33. Säuglingsherz wie vorige Abbildung. Schnitt aus dem Kammerseptum (s. Abb. 21). Die rechte Hälfte des Bildes zeigt die dunklen, mehr gelockerten und breiteren Fasern der rechten Kammer, links die festere, weniger gefärbte Muskulatur der linken Kammer. An vielen Stellen kann man eine scharfe Grenze feststellen.

In den anderen Teilen des Herzens kann man im Prinzip gleiche mikroskopische Veränderungen finden, namentlich im immer so stark der Dehnung ausgesetzten Conus arteriosus dexter. Hingegen ist die Muskulatur der linken Kammer viel fester und kaum von Ödem befallen, was wohl von dem von Haus aus viel kräftigeren, festeren Bau der linken Kammer herrühren mag. Außerdem aber ist die linke Kammer nie der übertriebenen Dehnung ausgesetzt gewesen, welche der so viel lockerer gebauten rechten Kammer so unbarmherzig zusetzt; sie ist auch nicht, wie die rechte, regelrecht auf Dehnung durch Aufnahme stark wechselnder Blutmengen gebaut.

Das mikroskopische Bild der Muskelfasern des Säuglingsherzens ist auf den ersten Blick insoweit überraschend, als diese auf Querschnitt fast gänzlich inhaltslos erscheinen. Die Erklärung dieser Besonderheit liegt im Bau der Säuglingsmuskelfasern überhaupt. Das Herz hat den embryonalen Bau noch bewahrt, bei welchem man „leere", hohle Schläuche findet, mit einer der Wand anklebenden, einzigen Reihe von Fibrillen mit Querstreifen. Dieser embryonale Bau scheint sich normaliter nur langsam, nach ungefähr einem Jahr bis zu den mit Fibrillen gefüllten Fasern zu entwickeln. Nichtsdestoweniger ist es vielleicht doch erlaubt, die relativ großen Querschnitte von RL-Fasern, weil sie *gar keine* Fibrillen besitzen, als pathologisch zu betrachten; einige solcher Fasern sind in der Gruppe links oben der Abb. 31 zu sehen und sind auch an anderen Stellen des Herzens in größerer Zahl angetroffen worden. Auch bei dem 6 Wochen alten Kinde enthalten die Muskelfasern nur sehr wenige Fibrillen.

Die Fasern sind beim hier besprochenen Säuglingsherzen im rechten viel größer als im linken Ventrikel. Auch makroskopisch läßt sich am Längsschnitt des Herzens (Abb. 20a) ein Unterschied in der Farbe erkennen. Beide Kammern zeigen capillare Stauung, jedoch sind in der linken Herzwand mehr kleine Venen sichtbar. Unterm Mikroskop läßt sich die Grenze beider Kammermuskulaturen im gemeinsamen Septum ziemlich scharf erkennen (Abb. 33), in Schnitten, die parallel mit der Schnittfläche der Abb. 20a verlaufen. Man bemerkt sie auch durch den ziemlich plötzlichen Übergang von den schmalen Muskelelementen der linken auf die bedeutend breiteren der rechten Kammer. Auch besteht rechts Ödem, links fehlt es. Es scheint auch ein chemischer Unterschied vorhanden zu sein, denn bei gewissen Färbungen (Eisen-Hämatoxylingemisch von KOLMER) ist das Kammergewebe rechts, trotz Ödem, dunkler als das linke, bei anderen Färbungen umgekehrt. Die Möglichkeit, daß diese dunklere Farbe auf einer größeren Fettinfiltration der Galle beruhe, wurde durch eine Orcinfärbung nicht bestätigt; im Gegenteil war bei dieser Reaktion eher die linke Kammer stärker gefärbt als die rechte.

e) Zusammenfassung. Fragestellung.

Eine kurze Zusammenfassung des oben beschriebenen, anatomischen Materials soll uns die Möglichkeit bieten, das Ganze zu überblicken und Fragestellungen für das weitere, vor allem für das klinische Studium des Beriberi-Herzens zu formulieren.

Der *grobanatomische* Befund und das Röntgenbild bestätigen die früheren Aussagen über ein mächtig erweitertes rechtes Herz und ein klein gebliebenes linkes Herz.

Die große rechte Kammer mit ihrem ausgebuchteten Conus arteriosus verdrängt das linke Herz und namentlich den linken Vorhof, der dadurch wie plattgedrückt und verkleinert ist. Diese Verdrängung erstreckt sich auch auf den Aortenbogen und auf die unter diesem sich befindenden Organe (Nervus recurrens, linker Vorhof).

Es besteht regelmäßig eine bedeutende Tricuspidalklappeninsuffizienz, im Todeskampf meistens auch ein Offenstehen der Pulmonalklappen.

Der im Perikard gelegene Hauptstamm der Arteria pulmonalis ist stark gedehnt und überfüllt, jedoch ist der Umfang der Arterie beim Austritt aus dem Perikard durch die Perikardfalte verkleinert. Der weitere Verlauf ihrer Äste und der ganze Lungenkreislauf erscheinen nicht oder nur unbedeutend überfüllt.

Die proximalen Venen und die Leber bieten das Bild stärkster Überfüllung und Wanddehnung; vor den Toren des rechten Herzens bildet ihr Gesamtinhalt einen mächtigen „Stausee", der bei der Autopsie bis zu 3 Liter ausfließen läßt. Die Stauung kann sich bis hoch stromaufwärts in die Venen erstrecken.

Der Gesamtbefund spricht überzeugend von der Unfähigkeit des rechten Herzens, das ihm zugeführte Blut, trotz stärkster Erweiterung, in sich aufzunehmen und es entsprechend weiterzubefördern.

Die Erweiterung des rechten Herzens in alle Richtungen, in die Quere und in die Länge, spricht sowohl von dem Fehlen einer genügenden Widerstandsfähigkeit („Tonus") des Herzmuskels, als von einer jedenfalls den Verhältnissen gegenüber stark herabgesetzten Kontraktionskraft; denn der normale Herzmuskel ist nach den dynamischen Gesetzen des Herzens imstande, in weitestem Maße auf größere Füllung mit entsprechend größerem Schlagvolum zu reagieren und den Kreislauf aufrechtzuhalten.

Diese Widerstandslosigkeit des Herzens zugegeben, zwingt uns doch die unerhört gewalttätige Überdehnung zur Annahme einer ungewöhnlich heftigen Zufuhr des Blutes zum Herzen, eine Annahme, die von klinischen Beobachtungen, u. a. über den hohen Venendruck, bestätigt wird. Diese Verhältnisse verlangen die Beantwortung folgender Fragen:

1. Woher stammt die Blutmenge und die dem Rückfluß zum Herzen beigegebene große Energie ?

2. Welches ist die Natur der so starken Funktionsstörung des Herzmuskels ?

3 Wieso muß das rechte Herz so stark leiden, während das linke Herz von dem „bangen Treiben" fast nichts zu bemerken scheint ?

4. Wie kommt es, daß bei solchen maximalen Stauungen im großen Kreislauf der kleine von Überfüllung verschont bleibt ?

Die erste Frage kann nicht an totem Material gelöst werden, sondern verlangt eine für diesen Zweck geeignete klinische Untersuchung. Sie hat uns auch, nach der ersten Bekanntschaft mit dem Beriberi-Herzen, in Batavia und Surabaya am meisten beschäftigt.

Was die drei anderen Fragen betrifft, so hatten wir schon vor mehreren Jahren eine Lösung versucht.

Für die zweite Frage nach dem Wesen der Herzkrankheit, haben wir gehofft, aus dem mikroskopischen Befund neue Einsicht zu gewinnen. Fassen wir das hier Erörterte zusammen, so fanden wir viele Abweichungen, die nicht als primärer Natur, sondern als Folgen der ersten pathologischen Vorgänge an Herz und Kreislauf zu betrachten sind: Stauung, Ödem, Blutung usw. An manchen Herzen im Shôshin Gestorbener fanden wir, abgesehen von Dehnung und Lockerung der Gewebe, die intime Struktur des quergestreiften Herzmuskels so wenig verändert, daß wir das primär am Herzen angerichtete Unheil nicht morphologischen, sondern rein funktionellen Störungen metabolischer Natur zuschreiben mußten. Mit „metabolisch" ist hier gemeint, daß infolge der Krankheit die Stoffwechselbedingungen zur Aufrechterhaltung von Tonus und Kontraktilität der Muskulatur fehlen. Um diese weiter kennen zu lernen, wird es wohl notwendig sein, neue Untersuchungen über das „Milieu" der Herzelemente, und über den physiko-chemischen Zustand von Blut und Gewebe einzuleiten.

Bevor wir die Besprechung des makro- und mikroskopischen Befundes beenden, soll auch die kritische Frage beantwortet werden, ob es sich dabei um für Beriberi spezifische Veränderungen oder um auch in anderen pathologischen Zuständen vorhandene Veränderungen handelt. Noch präziser: Könnte man aus diesen Befunden allein die Diagnose Beriberi mit Sicherheit oder großer Wahrscheinlichkeit stellen? Diese Frage läßt sich sowohl mit ja als auch mit einem scharfen Nein beantworten, je nachdem man sich auf den Standpunkt des Klinikers mit seinem praktischen Zweck oder des theoretischen „Wissenschaftlers" stellt. Mit absoluten Specifizitäten hat man im allgemeinen kein Glück gehabt; wenn man sie heute annehmen darf, kann schon morgen ein neuer Befund zeigen, daß das gewollte Specificum auch unter anderen Bedingungen vorhanden ist. Was ich das Beriberi-Herz nenne, ist der vollkommenste Repräsentant einer Herzform, die auch bei anderen Krankheiten vorkommt und — wir werden später darauf hinweisen können — den Typus für bestimmte Veränderungen im großen Kreislauf abgibt. Nichtsdestoweniger kann man in Ländern, wo mit Beriberi gerechnet werden muß, sowohl durante vita als post mortem aus den Dimensionen des Buckels des Conus arteriosus mit großer Wahrscheinlichkeit auf Beriberi schließen, was unter anderem auch forensisch von Bedeutung erscheint. Es wurde schon erwähnt, daß wir an Röntgenbildern bei Kindern die Beriberi-Fälle mühelos herausfinden konnten und bei unbekannter Vorgeschichte unsere Diagnose durch die später eruierte Krankengeschichte bestätigt wurde. Die starken Größenveränderungen des Beriberi-Herzens des Initialstadiums sind natürlich ebenfalls von großer diagnostischer Bedeutung, wenn sie auch allein nicht für die Diagnose Beriberi maßgebend sein können. Wichtig wird es nun sein, auch weiter das Herz *in situ* genau zu betrachten, bevor es herausgenommen und aufgeschnitten wird; namentlich ist das kleine linke Herz für die Diagnose von Bedeutung. Es gibt auch sonst bei anderen Tropenkrankheiten sehr große Herzen, z. B. bei der Ankylostomiasis; man soll daher versuchen, deren Herztypus zu bestimmen und mit dem der Beriberi zu vergleichen.

Die Sarkolyse des Herzmuskels bei Beriberi ist meines Erachtens eine fast immer vorhandene Myokardaffektion; sie kann fehlen (was vielleicht nur heißt, daß sie noch nicht sichtbar ist), trotzdem kann der Patient an seinem Herzen zugrunde gehen. Übrigens scheint sie doch wohl für den Untergang des Herzens von großer Bedeutung zu sein; sie führt mit dem Fortschreiten der Vernichtung der für die Kontraktilität verantwortlich gemachten Fibrillenstruktur zweifellos zu einer progressiven Herabsetzung der Funktion des Myokards. Das erklärt die relativ lange Zeit, welche bei Heilung des Patienten die Rückkehr zur vollständig normalen Herzgröße verlangt; es wird auch verständlich, daß endlich eine Grenze erreicht wird, in welcher die Möglichkeit der Reversibilität des Prozesses nicht mehr gegeben ist, alle Hilfe versagt und der Patient sofort oder nach längerer Zeit an seinem Herzen stirbt.

Beweist nun das Vorhandensein dieses Myokardbildes, das gewöhnlich in allen Herzteilen gefunden wird, daß der Träger dieses Herzens an Beriberi litt? Auch hier muß man ausweichend antworten, soll nicht die eine oder die andere Seite unzufrieden sein. Aschoff (7) erwähnt eine „hydropische oder vacuoläre" Degeneration im Myokard bei Herzfehlern mit langdauernder Stauung. Die Abbildungen zeigen etwas Anderes, als was wir bei der Beriberi finden, nämlich Wassertropfen in einem andersartigen Milieu. Bei der Beriberi ist es immer noch der ganze Inhalt der Muskelfasern, der zu verflüssigen, zugleich zu quellen scheint. Die Strukturen, welche bei Beriberi eine Vakuolen*ähnlichkeit* hervorrufen, sind die Reste der noch vorhandenen Struktur (s. S. 48 und Abb. 29 und 30). Kaufmann spricht von hydropischer (oder vacuolärer) Degeneration bei der einfachen Atrophie nach Überanstrengung, bei Quellung, nach Verwundung und nach Zerrung, sonst auch bei Entzündung und bei Infektionen. Ich habe mich bemüht, den Prozeß der Beriberi auch bei anderen Krankheiten zu finden. Es ist mir jedoch nicht gelungen, was nicht sagen soll, daß er nicht unter allerlei anderen Bedingungen entstehen könnte. Untersucht wurden Herzen bei schweren Blutkrankheiten und Carcinomen, nach schweren Phthisen und anders lokalisierter Tuberkulose, bei Pneumonie, Typhus, chronischem Emphysem (das ein großes rechtes Herz hinterläßt), bei Endokarditiden mit schwerster Herzschädigung, Coronarverschluß, alter Arteriosklerose, Nierenkrankheiten, Mesaortitis luetica, Gehirnkrankheiten und Leptomeningitis. Nur allein bei einem Herzchen eines mit Hydrops universalis congenita totgeborenen Kindchens wurde eine große Ähnlichkeit mit dem Moykard meiner Säuglingsherzen gefunden. Es zeigte nämlich die „hohlen" Muskelfasern, die, wie wir sahen, beim Neugeborenen immer vorhanden sind, also nichts beweisen; grobanatomisch zeigt das Herz nicht die geringste Ähnlichkeit mit dem Beriberi-Herzen.

Aus alledem möchte ich schließen, daß die Sarcolyse am Herzmuskel nicht ein so ganz alltägliches Vorkommnis ist, namentlich nicht als progressiver Prozeß; man könnte ähnliche Affektion vielleicht bei bestehendem Ödem der Herzwand erwarten; am Beriberi-Herzen kommt aber die Erscheinung auch ohne Ödem vor (Abb. 26 z. B.).

Bei Überanstrengung und nach Verletzung oder Zerrung ließe sich das auch nur zeitweise Vorkommen dieses Bildes auf Wasseraufnahme oder -retention zurückführen. Wir kommen damit auf ein Gebiet, wo wir uns später noch finden werden, nämlich bei der Diskussion über das vermutliche Wesen der Herzschädigung.

Das hier besprochene Muskelmaterial stammt von an akutem Shôshin gestorbenen Kranken; die chronischen Fälle mit durch „Polyneuritis" atrophisch gewordenen und degenerierten Skeletmuskeln sind hier nicht vertreten. Es ist nun sehr wichtig festzustellen, daß diese Atrophien und Degenerationsbilder aus diesem Stadium in unseren Präparaten *nicht* gefunden wurden (z. B. die Kernanhäufungen im Muskel). Das ist ein Grund mehr, das Herzmuskelleiden nicht auf Polyneuritis oder Vagusdegeneration zurückzuführen, sondern es als frühzeitig durch den Beriberi-Stoffwechselfehler hervorgerufen zu betrachten.

II. Klinischer Teil.

In der Einleitung dieser Arbeit wurde schon hervorgehoben, daß die kardiale Form der Beriberi die nach der Sanierung der großen Bevölkerung Javas noch am meisten gesehene ist und auch ausschließlich den Gegenstand dieser Arbeit darstellt. Sie entspricht dem Initialstadium der Beriberi, und bringt mehr als die chronische Form die Gefahr des raschen Herztodes mit sich. Nachdem das tote Material uns einige seiner Geheimnisse offenbart hat, haben wir uns jetzt mit dem lebenden zu befassen und sollen untersuchen, in welcher Weise die oben beschriebenen Befunde hervorgerufen wurden. Da gilt es natürlich vor allem, die bei dieser Form der Beriberi auftretenden Symptome möglichst genau festzustellen und zu einem klinischen Bilde zusammenzufügen.

a) Das klinische Bild.

Seit vielen Jahren ist das klinische Bild der Beriberi in seinen Einzelheiten gut bekannt. Es wird auch an dieser Stelle von den Polyneuritissymptomen Abstand genommen werden, die Herz- und Kreislaufsymptome bleiben die Hauptsache. Wir hatten Gelegenheit, in den ersten Wochen meines Aufenthaltes auf Java ungefähr ein Dutzend Fälle in der internen Klinik des Professors DE LANGEN zu beobachten. Es waren hauptsächlich junge Männer, die erst seit kurzem Beschwerden bekommen hatten. Müdigkeit, starkes, hinderliches Herzklopfen, allgemeines Unwohlbefinden, Druckschmerz im Oberbauch, Parästhesien, besonders in den unteren Extremitäten, Wadenschmerzen waren die immer wiederkehrenden Klagen. Auch empfanden alle die Unfähigkeit, körperliche Arbeit zu verrichten. Die schon so häufig beschriebenen Erscheinungen an Herz und Kreislauf, welche in diesem Stadium vorhanden sein müssen, soll man zur Diagnose Beriberi berechtigt sein, sind folgende:

1. *Ein vergrößertes Herz,* palpatorisch, perkutorisch und röntgenologisch feststellbar; Vergrößerung nach beiden Seiten in sog. Mitralform mit deutlicher Dämpfung in der Taille des linken Herzrandes. Schon in leichten Fällen ist das Herz zweifellos vergrößert, hier noch besonders auffallend, weil das Herz des gesunden Malayen schlank ist wie sein Träger. Nach den Beschreibungen und Bildern des ersten Teiles dieser Arbeit dürfen wir uns auf diese kurzen Bemerkungen beschränken.

2. *Geräusche* verschiedenen Charakters, auch verschieden in ihrer Lokalisation werden in der Literatur gemeldet und fehlen schon bei mittelschweren Fällen nie. Jedoch soll sofort hinzugefügt werden,

daß diese Geräusche außerordentlich stark wechseln; vormittags, nach der Aufnahme des Patienten, können sie sehr laut gewesen sein, nachmittags, nach den ersten Stunden der Bettruhe, glaubt man seinen Ohren nicht, so sehr kann sich das auskultatorische Bild in günstigem Sinne geändert haben. Umgekehrt, können an einem geräuschfreien Herzen nach anstrengender Bewegung laute, sausende Geräusche auftreten, während die Töne am Herzen fast verschwinden. Hauptsächlich sind es systolische Geräusche, über dem ganzen Herzen hörbar; bei der Ausdehnung des rechten Herzens, seiner gepreßten Lage hinter der vorderen Brustwand, und der muskulären Tricuspidalinsuffizienz, die wir kennen, darf dieses laute, überall hörbare Geräusch wohl dieser Klappeninsuffizienz zugeschrieben werden. Die nicht vergrößerte, von der Brustwand gänzlich verdrängte linke Kammer wird wohl höchstens weit nach links hörbar werden können und wir erwarten auch von dort keine Klappengeräusche. Ein diastolisches Geräusch wird vorübergehend gehört und dann meistens einer Aortenklappeninsuffizienz oder Mitralstenose zugeschrieben. Wahrscheinlicher ist das Bestehen einer Insuffizienz der Pulmonalklappen, die, wie wir sahen, infolge der starken Dehnung des Conus pulmonalis weit offenstehen können. Die Lokalisation des Geräusches fand ich deutlich links vom Sternum, im zweiten Intercostalraum und sich nach abwärts fortpflanzend. Es gleicht in jeder Hinsicht dem klassischen Aortenklappeninsuffizienzgeräusch, ist aber viel leiser und ist auf dem Sternum selbst, wo letzteres sein Punctum maximum hat, nicht mehr vorhanden. Daß auch dieses Geräusch, von dem einen Untersuchenden deutlich gehört, schon einen halben Tag später vielleicht von einem Anderen nicht gehört wird, wird begreiflich aus der starken Verkleinerung gerade dieses Teiles des rechten Herzens bei eintretender Ruhe und Besserung des Zustandes. Alle diese Geräusche sind in ihren kleinen Besonderheiten wohl nicht so wichtig für die Diagnose, nichtsdestoweniger gehören sie zum allgemeinen Krankheitsbilde, namentlich bei dem eben eingetretenen Patienten.

3. *Sichtbare und tastbare „wogende Pulsationen"* an der vorderen Brustwand, eine Erscheinung, die in jeder Krankengeschichte gemeldet wird. Tatsächlich ist es etwas Überraschendes, bei der ersten Untersuchung des soeben nach langer Wanderung hereingekommenen und noch unter dem Eindruck der Umgebung stehenden Kranken, die Bewegungen am Thorax zu beobachten. Meistens ist die Herzfrequenz in diesem Augenblicke noch sehr hoch und nun tanzen die bei seitlicher Beleuchtung sichtbaren, kleinen Pulsationsschatten in großer Geschwindigkeit in den Intercostalräumen *neben dem linken Rande des Sternums* auf und ab. Sie erstrecken sich nicht selten ziemlich weit nach links, werden dann aber von der Masse des großen Brustmuskels verdeckt; sie zeigen sich in vier oder fünf Zwischenrippenräumen. Auch im Scrobiculum cordis macht sich eine Pulsation bemerkbar, die nicht von einem positiven Leberpuls, sondern von der Systole der rechten Kammer herrührt; sie schließt sich der Reihe der intercostalen Pulsationen an. Es ist

schwer zu sagen, ob sie sich von oben nach unten oder von unten nach oben fortpflanzen. Bei langsamem Rhythmus kann man ein scheinbares Hinaufsteigen der eigentlich immer negativen Pulsationen mit ziemlicher Sicherheit feststellen. Auch ohne graphische Methoden sieht man, daß die Pulsationen nicht durch Vorwölbungen, sondern durch Einsinkungen der Brustwand entstehen, und zwar infolge des Zurückweichens der vorderen Herzwand bei der Systole. Herzstöße werden an dieser Stelle nicht fühlbar; eher ein Gefühl des Wühlens (S. 1). In diesem Zustande verschwindet der Ictus cordis, jedenfalls ist er nicht hebend oder stoßend oder engumschrieben. Legt man die Hand auf, so fühlt man ein oberflächliches Wogen; da, wo man noch einen Ictus fühlt, stammt er zweifellos vom rechten Herzen. Auch diese Erscheinung läßt sich jetzt, nachdem wir das Herzbild in situ kennengelernt haben, leicht erklären. Die rechte Kammer wird an die vordere Brustwand gepreßt, der Lungenrand nach links verschoben. Nichts vom linken Herzen liegt mehr der vorderen Brustwand an; der ausgedehnte Conus arteriosus deckt das ganze Herzareal links vom Sternum und in diesem überfüllten Herzteil müssen sich die in der Herzwand fortschreitenden Kontraktionen durch Einziehung der nachgiebigen Intercostalräume eventuell auch durch ausgedehntere Hebungen der Brustwand sichtbar machen. Es wäre für unsere Kenntnisse der Herzbewegung wünschenswert, diese Erscheinung gelegentlich genau graphisch und zeitlich zu registrieren.

4. *Der arterielle Puls* ist in diesem Stadium ausgesprochen hüpfend und zeigt bei der Betastung eine deutliche Beziehung zu den soeben beschriebenen, hüpfenden Pulsationen in der Herzgegend. Wie der Puls der Aorteninsuffizienz ist er celer (brevis) et altus, nur ist er weicher als dieser, und erinnert eher an den Puls bei Sepsis oder schweren Anämien. Er zeigt auch fast immer den das Eintreten der Pulswelle markierenden Arterienton, der die Lautstärke des „pistolshot sound" erreichen kann; bei Schwächezuständen, besonders in den letzten Stunden der Agonie, hört man davon nichts mehr. Im allgemeinen aber behält der Beriberi-Puls, er mag klein sein und immer kleiner werden, seinen Charakter und verliert ihn bei der Besserung erst nach und nach. Schon in diesem Punkte wird man an den Basedowpuls erinnert. Auch bleibt er fast bis zum Ende frequent und regelmäßig, für Extrasystolen hat das Beriberi-Herz weder Zeit noch Kraft.

Auch der *Blutdruck* bleibt, wenigstens systolisch, lange erhalten und man staunt, Werte von über 150 mm Hg in schweren Fällen anzutreffen. Hingegen ist der diastolische Druck im allgemeinen niedrig, häufig sehr stark gesenkt.

5. *Die Venen an Hals und Armen* sind überfüllt, und zusammen mit der nie fehlenden, zuweilen schmerzhaften Lebervergrößerung bieten sie das Bild der schweren, rechtsseitigen Herzinsuffizienz. In vorgeschrittenen Fällen ist ein regulärer Leberpuls vorhanden, der jedoch nicht so stark ausgeprägt ist, wie z. B. beim dekompensierten Mitralleiden mit Vorhofflimmern.

6. *Die Waden* sind im noch nicht behandelten frischen Fall *verdickt und sehr hart*. Diese plumpen Muskeln machen, besonders beim schlank gebauten Malayen, einen sehr merkwürdigen Eindruck; beim Chinesen ist man schon gewohnt, starke Waden zu sehen. Zur Erklärung dieses Zustandes ist es wichtig, daß an den Beinen weder an den Knöcheln, noch prätibial Ödem vorhanden sein muß. Ebenso ist diese Wadenschwellung nicht an einen gewissen Grad der peripher-neuritischen, sensibilen oder motorischen Lähmung gebunden; das Gehen fällt dem Patienten sehr schwer, und er bringt das mit Recht mit der Unbeweglichkeit und der Schmerzhaftigkeit der geschwollenen und gespannten Waden in Verbindung. Eine Abbildung solcher Waden kommt schon bei REINHARDT (48) vor; ich füge hier auch ein Bild bei, weil es sich um dasjenige Paar Waden handelt, an welchem wir den Versuch machten, Art und Wesen dieses Zustandes kennenzulernen (s. III a). An der Abb. 34 kann man sich überzeugen, daß keine Spur von Ödem vorhanden war; die kleinsten Hautfältchen und Härchen sind sichtbar; sowohl an den beim schuhlosen Inländer straff gefesselten Knöcheln, als an dem Schienbein zeichnen sie sich scharf ab. In länger dauernden Krankheitsfällen können sich auch ebenso harte Muskeln an anderen Stellen zeigen, und zwar sind es die die schwerste Arbeit leistenden Muskeln, welche darunter leiden. Will man dieses Symptom aber näher kennenlernen, so soll man es vor allem an den frisch eingetretenen Patienten beobachten; liegt der Patient schon mehrere Tage, so verschwindet es; sogar nach einem Tag kann die Muskulatur, wie

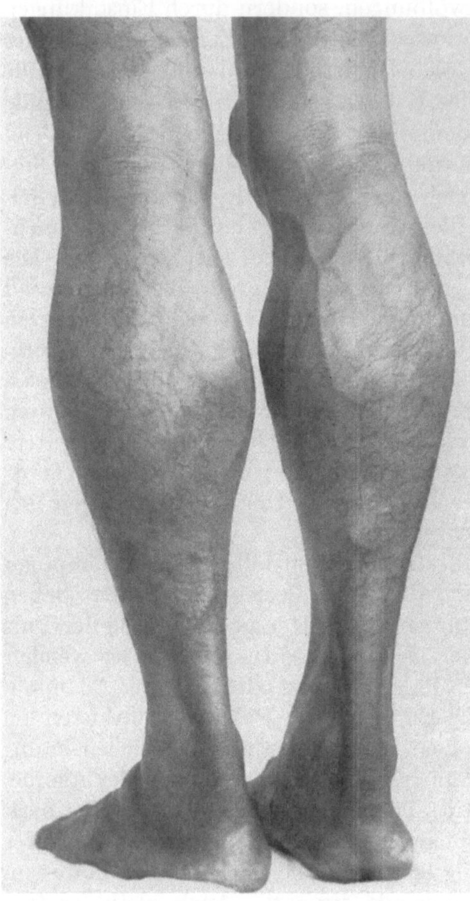

Abb. 34. Die geschwollenen Waden des *Sardi*, 30 Jahre alt. Es ist keine Spur von Fuß- oder Schienbeinödem vorhanden.

den Tropenärzten längst bekannt ist, schon bedeutend an Härte und Umfang verloren haben.

7. Alle Herz- und Kreislaufsymptome nehmen bei körperlicher Anstrengung und bei Aufregung so auch bei hinzukommenden anderen Krankheitszuständen sofort zu. Sind sie nach den ersten Tagen oder Wochen verschwunden, so können sie unter den hier genannten Bedingungen sofort wieder auftreten. Erschöpfende Arbeit kann beim ungenügend Geheilten in kürzester Zeit den Tod im Shôshin heraufbeschwören.

Das Gesamtbild dieser Erscheinungen und der verderblichen Folgen körperlicher Bewegung macht auf denjenigen, der die Krankheit noch nicht gekannt hat, einen befremdenden Eindruck. Jeder Tropenarzt versichert uns, daß dieser Symptomenkomplex in *allen* frischen Fällen vorhanden ist. Die Ansichten über das Wesen dieses Zustandes aber, und die Erklärungsversuche, waren vor einigen Jahren noch sehr verschieden. Gerade diese Verschiedenheit der Meinungen ist der Hauptgrund, daß der Pathologe, so wie der Arzt am Krankenbette diesen ·Formen der augenscheinlich verschwindenden, jedoch noch latent vorkommenden Beriberi ein lebhaftes Interesse entgegenbringen.

Zusammenfassend fanden wir das klinische Bild in Übereinstimmung mit den anatomischen Befunden. Wie diese führt es zur Ansicht, daß zu ihrer Erklärung neben der starken zentralen Stauung, auch pathologische Vorgänge im peripheren Kreislauf vorhanden sein müssen. Schon die Ähnlichkeit mit Basedow, Sepsis, Aorteninsuffizienz öffnet uns einen Weg in bestimmter Richtung, doch war es ein einfaches, klinisches Experiment, welches uns zeigte, welcher Mechanismus der Ausgangspunkt der schweren Zustände der kardialen Beriberi ist.

b) Der Adrenalinversuch (AALSMEER).

Ich hatte Gelegenheit, während zweier Monate, unter Leitung meines früheren Mitarbeiters auf diesem Gebiete, Dr. AALSMEER, Chef der internen Klinik an der niederländisch-indischen Ärzteschule in Surabaja, eine Anzahl Beriberi-Patienten zu untersuchen und u. a. auch mit dem von AALSMEER eingeführten Adrenalinversuch zur Feststellung des Grades der Erkrankung beim Beriberi-Patienten bekannt zu werden. Die Geschichte dieses ,,Test's'' ist einfach genug. Es hat sich bei therapeutischen Versuchen gezeigt, daß eine Einspritzung von 1 ccm Eintausendstel Adrenalinlösung subcutan von Beriberi-Kranken schlecht vertragen wird. Bei näherer Prüfung dieses Befundes fand AALSMEER, daß die störende Wirkung des Adrenalins parallel zu der Besserung des Patienten abnimmt, um zuletzt vollständig zu verschwinden. Er kam so auf den Gedanken, die Adrenalininjektion generell bei seinen Beriberi-Patienten durchzuführen, wobei er die wirklich schweren oder auch nur bedenklichen Fälle ausschloß. Dabei zeigte es sich, daß er ein zuverlässiges Mittel

in die Hand bekommen hatte, um zu entscheiden, ob und in welchem
Grade es seinem Patienten während der Behandlung gut oder weniger
gut ging und speziell ob *der eigentliche Beriberi-Zustand* noch vorhanden
war oder ob nur noch Folgezustände (Herzvergrößerung, Lähmungen
und andere neuro-pathologische Erscheinungen) vorliegen. Die praktische
Bedeutung dieser Methode ist vor allem, daß man dadurch die Wirkung
verschiedener Diätformen und verschiedener Medikamente auf die Beriberi-Krankheit selbst zu kontrollieren und abzuschätzen gelernt hat.
Die Erscheinungen nach der Adrenalininjektion kann man am besten
charakterisieren als eine bedeutende Steigerung aller jener Symptome,
die wir soeben besprochen haben. Sie treten nicht nur quantitativ,
sondern auch nach einer längeren oder kürzeren Latenzzeit auf, je nachdem der Zustand ein ernsterer bzw. ein besserer ist. Nach der Beschreibung AALSMEERs wird die Herztätigkeit beschleunigt und unruhiger,
lebhafter klopfend, die intercostalen Pulsationen neben dem Sternum
werden mehr sicht- und tastbar, die Gefäßtöne lauter und auch an
mehr peripher gelegenen Arterien hörbar. Der systolische Blutdruck
kann gleich bleiben oder etwas höher oder niedriger werden, erleidet
aber keine auffallenden Veränderungen, hingegen sinkt der diastolische
Blutdruck mit wenigen Ausnahmen und oft beträchtlich, ob der
Wert nun noch relativ hoch oder schon sehr niedrig war. Es kann
dabei schwer sein, genau zu sagen, wo man den Bestimmungspunkt
der Töne und Oszillationen annehmen soll, eine Schwierigkeit, der man
z. B. auch bei bedeutender Aorteninsuffizienz begegnet; bei atmosphä-
rischem Druck, also ohne Manschettendruck, kann man häufig die Töne
in der Arteria brachialis hören.

Die Reaktion macht sich nach einer oder wenigen Minuten bemerkbar,
kann jedoch auch erst nach 25 Minuten, und dann für nur ganz kurze
Zeit, eintreten. Als Kontrollmethode für den Krankheitsverlauf wird
die Injektion gewöhnlich einmal wöchentlich, natürlich bei Bettruhe des
Patienten, durchgeführt und die Reaktion registriert. Es ist bemerkens-
wert, daß das Abflauen der Reaktion auch sehr lange auf sich warten
lassen kann; diese Erscheinung kann dann als ein zuverlässiges Zeichen
des noch Vorhandenseins des eigentlichen Beriberi-Zustandes betrachtet
werden.

Als ich in der Klinik in Surabaja diesen Versuchen beiwohnte, kam
ich sehr unter den Eindruck der dabei vorkommenden Veränderungen
im ganzen Kreislaufsystem und der Kraft, man kann beinahe sagen, der
Heftigkeit, mit welcher diese Änderungen vor sich gehen. Der erste
Patient, den ich sah, war schon auf dem Wege der Besserung, das Herz
beruhigt, der diastolische Blutdruck noch zu niedrig, der Puls nicht mehr
stark klopfend. Über der Arteria cruralis war noch ein weicher Gefäßton,
an den mehr peripheren Arterien war nichts mehr zu hören. Nach einer
Injektion von 1 ccm der $1^0/_{00}$ Adrenalinlösung traten folgende Veränderungen auf (Abb. 35a): Der Arterienton, der bei einem Manschettendruck

von 36 mm Hg in der Arteria brachialis aufgetreten war, wurde innerhalb 5 Minuten viel lauter und auch ohne Manschettendruck, also bei Atmosphärendruck, hörbar (minimaler Tonbildungsdruck T = 0). An den größeren Arterien war jetzt der Knall des „Pistolenschusses" zu hören, der mit dem arteriellen Stoß der steilen Pulswelle zusammenfällt. Der Minimaldruck sank auf weniger als die Hälfte, die Pulsfrequenz hob sich von 80 auf über 100 pro Minute, der maximale Druck sank langsam um einen geringen Betrag ab. Das Herz wurde viel unruhiger und der Patient fühlte das Klopfen im Körper, wie vor einigen Wochen. Die Reaktion wurde als noch stark positiv betrachtet, was als Zeichen gilt, daß die Beriberi noch lange nicht aus dem Körper verschwunden war.

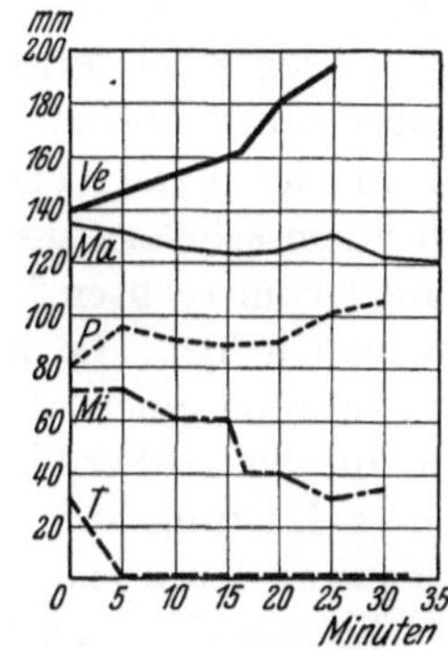
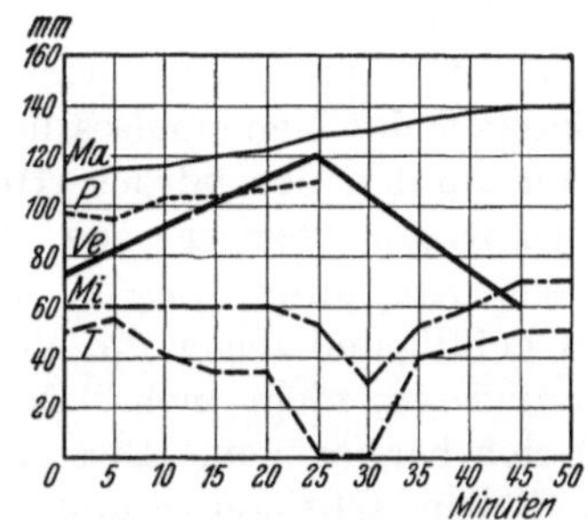

Abb. 35a und b. Wirkung des Adrenalinversuches bei Beriberi-Patienten. Bei 0 wird injiziert.

Abb. 35b zeigt das Resultat der Injektion in einem Falle von viel weiter vorgeschrittener Heilung. Die Reaktion tritt sehr spät, erst nach 25 mm auf, bewegt sich aber in der gleichen Richtung wie in Abb. 35a, mit Ausnahme des maximalen Druckes, der in langsamem Tempo eine Steigerung von 115 auf 140 mm Hg aufweist, eine Erscheinung, die auf einen gekräftigten Herzmuskel hinzudeuten scheint.

Sowohl in diesen Einzelheiten als im Ganzen genommen bedeutet die Reaktion auf Adrenalin einen kurzen Rückfall in den schweren Zustand, aus welchem körperliche Ruhe und geeignete Diät den Kranken gerettet hatten. Das heißt, daß Adrenalin imstande ist, alle für uns wahrnehmbaren Folgen der Beriberi mit ihren nicht alltäglichen Herz- und Kreislauferscheinungen hervorzurufen; *darauf weiter bauend, könnte man zu dem Schlusse kommen, die Beriberi sei eine Adrenalinkrankheit!* Wir werden die Erörterung solcher Theorien erst vornehmen können, wenn wir auch andere Reaktionen kennengelernt haben. Es sei nur daran erinnert, daß körperliche Anstrengung genau dieselbe Wirkung hat, wie das Adrenalin, ebenso psychische Aufregung, Fieber und körperliche Verletzungen! Hier wäre also eine zweite Frage zu beantworten. Einstweilen zogen wir eine Konsequenz in anderer Richtung: Wenn

Adrenalin imstande ist, die hauptsächlichen Vorgänge der kardialen Beriberi hervorzuzaubern, kann ein genaueres Studium dieser Reaktion uns vielleicht den Schlüssel zu der Lösung unserer vielen Fragen verschaffen! Dementsprechend unsere Beobachtungen vervollständigend, konnten wir folgende weitere Vorgänge feststellen:

Bei einem eben eingetretenen Patienten mit dem deutlich ausgeprägten Symptomenkomplex der Beriberi, also dem großen, unruhigen Herzen und den Stauungserscheinungen, kann man folgendes wahrnehmen: Beim Einsetzen der Reaktion, die in solchen Fällen nicht auf sich warten läßt, schwellen beim liegenden Kranken die schon deutlich sichtbaren, überfüllten Venen am Arm und Hals zusehends und erheblich an. Wenn man den Arm des Kranken langsam hebt, entleeren sich zwar die Venen bei der höheren Lage des Armes, aber nicht gänzlich; sogar bei vertikalem Stande des Armes bleibt eine der Hauptvenen am Oberarm bis zu einem Niveau gefüllt[1]. Dieses Niveau der Blutsäule in der Vene zeigt die Schwankungen des Venenpulses und bietet uns einen sehr erwünschten Manometer um den Venendruck (Höhenunterschied vom rechten Vorhof zum Venenniveau) abzuschätzen. Die Jugularvenen jedoch, die in der Rückenlage weit unter diesem Niveau liegen, werden eben deshalb strotzend gefüllt und zeigen die Venenpulsation, die sie vorher noch im Liegen aufwiesen, nicht mehr. Nur in aufrechter Haltung können sie sich noch sichtbar machen. Diese letztere Erscheinung kann man auch sonst in Fällen schwerer Stauung im großen Kreislauf beobachten; man bemerkt es an Schwierigkeiten beim Venenpulsschreiben, wobei man nur eine ordentliche Kurve bekommt, wenn man den Patienten aufrecht sitzen läßt. Hier, bei der Beriberi ist die *plötzliche* Zunahme der Venenstauung und des Venendruckes bei schon „entstauten" Patienten das Merkwürdige.

Greifbare Beweise für diese Zunahme der Stauung liefern uns auch Herz und Leber. Die Herzwölbung am Thorax wird noch höher, die absolute Dämpfung des Herzens größer und dumpfer. Durch das Zurücktreten der Lungenränder werden die interkostalen Pulsationen deutlicher und mehr nach links sichtbar. Auch die schon vergrößerte Leber wird merklich größer und härter. Bei dieser Beobachtung fangen wir auch schon an zu verstehen, was hier vorgeht; bei beschleunigter Herztätigkeit und stärker klopfenden Pulsen *steigt das Niveau des zentralen Stauweihers infolge Überschwemmung von der Peripherie aus, einer Überschwemmung, der das rechte Herz nicht entfernt gewachsen ist.*

Zwei weitere Befunde stützen diese Auffassung und vervollständigen das Bild der Geschehnisse im Kreislauf:

---

[1] Es ist dies die beim Malayen über der Mitte des Musculus biceps kardialwärts laufende hübsche Vene, die auch auf der Straße beim Arbeiten oder dem sich lebhaft bewegenden Fußgänger auffällt. Es handelt sich wohl um einen mehr median gelegenen Repräsentanten der Vena cephalica, die bis hoch am Musculus deltoideus unter der Haut sichtbar bleibt.

Der *erste* Befund ist ein *starkes Nonnensausen,* welches auf der Höhe des Adrenalinversuches in der Vena cruralis, unterhalb des Ligamentum Pouparti und median von der Arteria cruralis (femoralis) auftritt. Bei der ununterbrochenen Kontrolle dieser Stelle, an welcher die Arterientöne unter Einfluß des Adrenalins wie Peitschenhiebe zu knallen anfingen, trat plötzlich dieses Nonnengeräusch außerordentlich deutlich auf. Drückt man das Stethoskop tiefer hinein, so wird das Geräusch durch die hierdurch hervorgerufene Stenosierung der Vene natürlich stärker. Es dauert so lang, wie das Knallen in den Arterien; wird dieses weniger laut, dann verschwindet das Nonnengeräusch ziemlich rasch und vollständig. Diese Erscheinung gibt einen besonders deutlichen Eindruck der wechselnd erhöhten Geschwindigkeit, mit welcher das Blut aus der Peripherie der unteren Extremitäten zum großen, zentralen Stauungsgebiet abströmt. Das Geräusch ist leicht skandiert im Rhythmus der Herztätigkeit, wahrscheinlich infolge des rhythmisch verstärkten Zuströmens aus der Peripherie. Die Bedingungen für das Zustandekommen eines solchen Venengeräusches, nämlich weite Venen mit verwickeltem Verlauf, sind an dieser Stelle gegeben, denn eine Anzahl von großen Venen kommt hier aus verschiedenen Richtungen zusammen und bildet eine Art Zisterne, unmittelbar oberhalb des Poupartschen Bandes. In dieser Beziehung ist diese Stelle völlig vergleichbar mit derjenigen, wo die Vena jugularis sich unter dem Schlüsselbeinköpfchen mit den Armvenen vereinigt. An beiden Orten ist die Venenwand auch stellenweise unbeweglich mit ihrer derben Umgebung verwachsen. Begreiflicherweise fehlt hier das Nonnengeräusch am Halse, denn diese Stelle liegt in der horizontalen Lage gänzlich im Bereiche des Stausees, wo nur eine ganz langsame Blutbewegung möglich ist.

Die *zweite* Vervollständigung unseres Kreislaufbildes lieferte *die Venendruckmessung.* Es war schon längst bekannt, daß der Venendruck bei der Beriberi, namentlich im Shôshin, außerordentlich hoch sein kann. Schon aus den Beschreibungen verschiedener Autoren haben wir das Zurückgepreßtwerden des Stempels in die Injektionsspritze kennengelernt und es sei an die ungemein instruktiven Worte Aalsmeers erinnert: „Das dunkle Blut spritzt mit solcher Kraft im Strahle aus der dicken Nadel, daß die Umstehenden zurückweichen, worauf noch einige Augenblicke lang der Strahl pulsiert, als ob eine Arterie angeschnitten wäre." Hier haben wir das Äquivalent des rhythmisch verstärkten Nonnensausens in der Cruralis! Wie sehr nun diese Beobachtungen deutlich für maximalen Venendruck im zentralen Venengebiet sprechen, so erschien es erwünscht, sich durch Maß und Zahl von der Realität der Druckveränderungen während des Adrenalinversuches zu überzeugen. Zu diesem Zwecke wurde nach der Methode von Moritz und Tabora ein Manometerrohr mit einer nicht allzu engen Injektionsnadel verbunden und das Ganze mit Natrium citricum-Lösung gefüllt. Die Nadel wird in eine der großen Oberarmvenen eingeführt und so gelingt es in primitiver,

jedoch unseren Zwecken vollständig genügender Weise, den Venendruck während einer halben oder gar Dreiviertelstunde von Zeit zu
Zeit zu messen. Bei solchen Patienten, die für den Adrenalinversuch
geeignet waren und die sämtlichen Herz- und Kreislaufsymptome nicht
maximal zeigten, ist dieser Druck immer hoch, z. B. 8—10—12 cm
Wasserdruck und höher. In der schweren Krise des Todeskampfes wird
bis über 30 cm gemessen, in Singapore war der Druck in einem unserer
Fälle 33 cm H_2O! Wenn nun die Adrenalinwirkung eintritt, die Gefäßtöne laut werden und der diastolische arterielle Druck sinkt, steigt im
selben Augenblick der Venendruck im Arm rasch an, häufig auf mehr
als den doppelten Wert, z. B. von 6 auf 16 cm, von 12 auf 24 cm usw.
In den Abb. 35a und b (S. 63) ist auch der Venendruck vertreten. Diese
nie vermißte Erscheinung schließt sich in ihrem Kommen und Gehen
dem Betragen der anderen Folgen der Adrenalinwirkung an, ist ein Teil
der Gesamtreaktion und verschwindet wie die anderen beim Abklingen
der Wirkung.

Die Gesamtheit der hier erörterten anatomischen und klinischen
Tatsachen gibt uns endlich das Recht, oder vielmehr zwingt uns, folgendes
Bild von dem Geschehen im Kreislaufapparat aufzustellen: Die pathologische Anatomie führte uns zu der Überzeugung, *daß das Versagen des Herzens zwar durch Muskelschwäche und Tonusverlust des
Myokards ermöglicht wird, jedoch durch eine unter hohem Druck stehende
Überschwemmung von den Venen her zustande kommt.* Die hier genannten
klinischen Befunde erscheinen mir beweisend für die Realität dieses
Vorganges. Zur Diskussion steht die Frage, wie diese Überschwemmung
ins Werk gesetzt wird. Ich glaube nicht, daß auch nur ein Kreislauf-
beflissener, der den schwerkranken Beriberi-Patienten und den Adrenalinversuch gesehen oder diese meine Beschreibung, wenn sie klar genug
war, gelesen hat, vorerst an eine andere Ursache denken wird, als an
eine „Insuffizienz“, der den Abfluß des Blutes in die Capillaren und
Venen beherrschenden Peripherie des arteriellen Systems des großen
Kreislaufes. Das Ganze erscheint evident und frühere Autoren [REIN-
HARDT (48), später INAWASHIRO und HAYASAKA (25)] haben immer
wieder an Störung des peripheren Kreislaufes als Faktor der krankhaften
Zustände bei der Beriberi gedacht. Fragen wir, welches Gebiet hier als
insuffizient-erweitert in Betracht kommt, dann müssen es wohl die Arteriolen und Präcapillaren sein, von denen angegeben wird, daß sie am
reichsten mit contractilen Elementen versorgt und dadurch am besten
imstande sind, den Übergang vom arteriellen System zu den Capillaren
und den Venen, den Anforderungen entsprechend, zu regulieren. Wäre
eine pathologische Erweiterung der Capillaren und kleinen Venen vorhanden, so würde sich das Blut in diesen Gebieten anhäufen, die Zufuhr
zum Herzen würde abnehmen, so wie man sich das bei Kollapszuständen
und beim Shock vorstellt. Diese Vorstellung entspricht auch den betreffenden, experimentell gewonnenen Ansichten (s. z. B. RÖSLER 50).

Die moderne Kreislaufforschung gestattet auch weitere Betrachtungen: Es wird wohl kaum mehr bezweifelt, daß die Mehrzahl der Capillaren der Blutbahn viel mehr neben- als endgeschaltet angeschlossen sind. Sie bilden Seitenwege, welche von der Hauptstraße abzweigen, und nun ihrerseits ein Netz über ganze Distrikte bildend, den Hauptverkehr auf den großen Straßen entlasten. Diese aber sind die mehr direkten Verbindungswege zwischen Präcapillaren und kleinsten Venen, die postuliert werden durch die tatsächlich unglaublich erhöhte Blutmenge, welche vor allem bei körperlicher Anstrengung in der Zeiteinheit in Zirkulation gesetzt werden kann. Wenn wir also zur Erklärung der mächtigen Zufuhr von Blut aus der Peripherie zum Herzen von einer „offenstehenden" Peripherie sprechen, so dürfen wir dabei auch an diese weiteren Bahnen denken, welche in normalem Zustand eine so große Rolle spielen. So wird es uns auch klar, daß in diesem Zustand der in den Arterien gemessene diastolische Druck bedeutend abnimmt. Andererseits werden durch den verringerten Widerstand die treibende Kraft und der Druck bis weit ins Venennetz, sogar bis in Herznähe gesteigert. Bei Prozeduren, die offenkundig die Verbindungsbahnen zwischen Art. und Venen öffnen, wie besonders Wärmeapplikation, lassen sich nach E. FREUND, EPPINGER u. a. die „durchschlagenden" Pulswellen in den Venen registrieren. Bei der Beriberi hören wir es am Nonnensausen und sehen es in AALMEERS plastischen Darstellungen des Aderlasses mit dem pulsierenden Blutstrahl. So erklären wir uns den hohen Venendruck und den Druck im Herzen, der die wehrlose rechte Kammer bis an die Wand des gänzlich entfalteten Perikards auseinanderdrängt.

Zusammenfassung. Der Adrenalinversuch bot uns die Gelegenheit, in leichteren Fällen die schweren Zustände der Beriberi nach Wunsch *unter unseren Augen* hervorzurufen; es zeigte sich möglich, die Genese des schweren Zustandes zu durchschauen, weil die venöse Überschwemmung des rechten Herzens, die wir aus den anatomischen Befunden hatten annehmen müssen, sich momentan entwickelte. Ihre bösen Folgen an den Venen und am Herzen waren sicht- und meßbar. Namentlich war es die sofort eintretende gewaltige Steigerung des Venendruckes, die uns den jämmerlichen Zustand des Herzens erklärte. Alles weist auf eine vorhandene Erweiterung der Arteriolen, wodurch es dem arteriellen Zustrom und auch den arteriellen Pulswellen gelingt, auf breitem Wege in das Venengebiet einzudringen und hier verheerend zu wirken.

c) Der Pitressinversuch.

Die am Schlusse des anatomischen Teiles gestellte Frage: durch welchen Mechanismus wird bei der kardialen Beriberi eine so große und energische Blutzufuhr zum Herzen ermöglicht, scheint durch die hier mitgeteilten Befunde in einfacher Weise beantwortet zu sein. Nichtsdestoweniger verlangt man bei solchen Fragen mit Recht noch einen

Kreuzversuch, der in diesem Falle beweisen sollte, daß *Verengerung* der Arteriolen die genannten Erscheinungen verhindern kann oder sie aufhebt. Es war also unsere Aufgabe, ein dazu geeignetes Mittel zu finden und, wenn ungefährlich, es vorsichtig bei unseren Patienten auszuprobieren, denn ein richtiges Verständnis der vorhandenen Störungen bleibt das kräftigste Mittel zum Fortschritt in der Behandlung solcher lebensgefährlicher Zustände.

Die Wahl von unmittelbar gefäßverengenden Mitteln ist nicht sehr groß und das zuerst jedem einfallende Adrenalin wirkt hier in gerade entgegengesetzter, unerwünschter Weise. Pituitrin war ohne scharfe Fragestellung schon von AALSMEER versucht worden, jedoch ohne sichtbaren Erfolg. Ergotamin bot eine Möglichkeit und wurde auf unserer Liste vermerkt, Strychnin scheint schon früher probiert worden zu sein und käme auch als gefäßtonisierendes Mittel in Betracht. SHIMAZONO (51) lobt es neuerdings sehr, jedoch nur zur Heilung der Extremitätenlähmungen, ungefähr so wie es schon von HENOCH bei den postdiphtherischen Lähmungen eingeführt wurde. Hätte es einen hervorragenden Einfluß auf den Herzzustand gehabt, wäre dies dem erfahrenen Forscher der Beriberi nicht entgangen.

So entschloß ich mich, einen Versuch mit kleinsten Dosen Pitressin zu machen, einer Substanz, die aus Mittel- und Hinterlappen der Hypophysis cerebri gewonnen, von PARKE DAVIS in den Handel gebracht wurde. Mit der sehr starken Gefäßverengerung, die beim Hund mit diesem Mittel hervorgerufen wurde, war ich aus der Arbeit von GOLDENBERG und ROTHBERGER (22) bekannt geworden. Große Dosen verursachen beim Hunde neben peripherer Verengerung auch einen tödlichen Coronarkrampf. Es war daher geboten vorsichtig vorzugehen. Das Mittel war glücklicherweise in Surabaja erhältlich, so daß wir gleich beginnen konnten.

Nicht ohne ein gewisses Erwartungsfieber schritten wir zu diesem für unsere Auffassung entscheidenden Versuch. Der Erfolg der ersten subcutanen Pitressininjektion, kleinste Ampulle von PARKE DAVIS, langsam eingespritzt, war verblüffend: In jeder Hinsicht steht die Wirkung in vollem Gegensatz zur Adrenalinwirkung. In einem ziemlich schweren Fall bei einem jungen Manne, wobei die typischen Symptome (natürlich ohne Adrenalinversuch) vorhanden waren, zeigte es sich, daß die Wahl eine glückliche war, denn nur wenige Sekunden nach der Einverleibung des Mittels hörte das kräftige Knallen in der Arteria cruralis auf, während der minimale Tonbildungsdruck von 0 auf 70 mm Hg stieg (Abb. 36a u. b). Im selben Augenblick stieg der diastolische Blutdruck von 40 auf 80 und höher und sofort berichtete der Mann am Venendruckglas aufgeregt, daß dieser Druck so plötzlich von 16 auf 6 cm H_2O fiel. Der unterdessen blaß gewordene Patient erklärte, daß sein Herzklopfen aufgehört hätte, seine Atmung freier sei und die Spannung im Bauche sich bedeutend verringert hätte. Objektiv konnte dieser Umschwung in den Kreislaufverhältnissen bestätigt werden, denn die Stauungsleber war kleiner, der Puls von 120 auf etwa 80 gefallen und ruhig, nicht mehr klopfend; die Herzdämpfung war tast- und hörbar weniger intensiv, die intercostalen Pulsationen waren weg, die Lungen wieder vor dem Herzen perkutierbar, wenn auch das Herz noch sehr groß geblieben war. Mit dem Klopfen in der Arteria cruralis war auch das Sausen in der Cruralvene verschwunden. So hatte unser Patient sämtliche typische Hauptsymptome der Beriberi verloren und er blieb in einem für ihn behaglichen Zustand ruhig auf dem Rücken liegen. Nach 25 Minuten kehrten die Erscheinungen gleichzeitig und langsam zurück; trotzdem fühlte Patient sich noch längere Zeit besser als vorher.

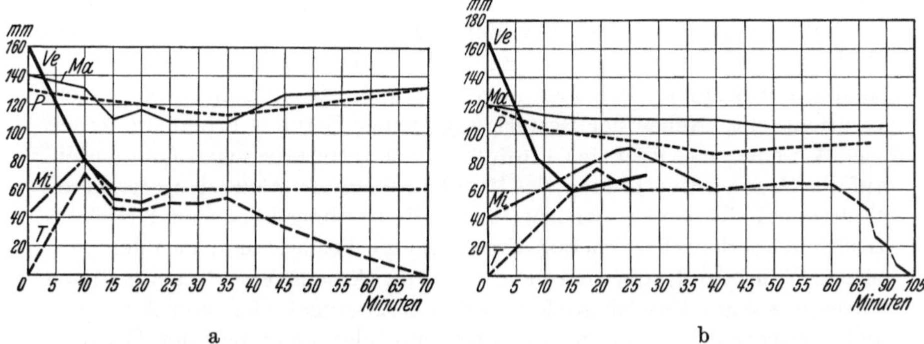

a   b

Abb. 36a und b. Wirkung des Pitressinversuchs bei Beriberi-Patienten.
Bei 0 wird injiziert.

Ve Venendruck am Oberarm; Ma systolischer arterieller Druck; P Pulsfrequenz; Mi diastolischer arterieller Druck; T untere Grenze der Tonbildung in den Arterien.

Die weiteren Versuche hatten einen durchwegs ähnlichen Erfolg. Abb. 36b zeigt dieselben Reaktionen der verschiedenen Faktoren. Das Herz begegnet wieder einem höheren Druck in der Aorta, insoweit der minimale Druck von 40 auf 90 stieg; das wirkte sich eher günstig, als ungünstig auf das linke Herz aus, denn die Pulsfrequenz nahm von 120 auf 86 per Minute ab. Es wäre ja möglich, daß das linke Herz den höheren Widerstand nicht hätte überwinden können und die Folgen einer Linksinsuffizienz (Lungenstauung) zur Rechtsinsuffizienz hinzugekommen wären. An dieser Besserung der Herzwirkung hatte wohl auch der gewaltige Sturz des Venen- und intrakardialen Druckes einen hervorragenden Anteil. Merkwürdig ist das Verhältnis von maximalem und minimalem Blutdruck bei der Pitressinreaktion. Die Steigerung des minimalen Druckes hat nicht den geringsten Einfluß auf den maximalen, der auch in diesem Falle gesunken ist. Diesmal war die Dauer des Wohlbefindens $1^3/_4$ Stunden.

Dieser Erfolg des Pitressinversuches scheint uns einer eindeutigen Erklärung zugänglich zu sein: Kräftige Kontraktion der Arteriolenwand, des „Querschnittes" des peripheren arteriellen Systems, verhindert das unökonomische, schnelle Abfließen des Blutes, das mit einem

Verlust an Volt in der Aorta und einem Überfluß an Ampère im Venensystem einherging. Die wiederhergestellten Druckverhältnisse in der
Aorta führten zu einer normalen Pulsform ohne Arterienton. Die Venen
wurden in der Weise entlastet, wie das Pitressin es versprach: von der
Peripherie aus hörte die Überschwemmung auf, Herz und Leber wurden
entlastet, das rechte Herz konnte sich besser entleeren. Wie sich auch
die weiteren Versuche mit gefäßverengernden Mitteln für die Therapie
gestalten werden (s. später), für den Augenblick hatte das Pitressin uns
geschenkt, was wir von ihm erhofften, nämlich das Experimentum crucis
zu unseren auf pathologischer Anatomie und Adrenalinversuch aufge-
bauten Vorstellungen.

Auf Grund dieser, bei der Beriberi so deutlich zutage tretenden
Wirkungen des Pitressins hat K. HARTL (24) Untersuchungen bei gesunden und kranken Personen angestellt und seine Befunde vor kurzem
veröffentlicht. Neben der Bestätigung meiner Befunde bringt die Arbeit
viel Wissenswertes über den Einfluß auf den respiratorischen Quotienten,
auf den Sauerstoffverbrauch, das Minutenschlagvolum und den peripheren
Widerstand. Besonders wichtig für die Beurteilung klinischer Kreislauf-
zustände überhaupt ist meines Erachtens die Feststellung, daß der periphere Widerstand, der normalerweise im Arbeitsversuch sinkt, nach
Pitressin steigt. Das Eingreifen an den Übergangsstellen von Arteriolen
und Capillaren bestätigt meine Auffassung der Lage bei der Beriberi,
welche mich zur Wahl dieses Mittels führte. Außerdem bietet dieser
Versuch ein eindrucksvolles und überzeugendes Beispiel der mächtigen
Rolle der Arteriolen bei der Blutverteilung und die großen Blutverschie-
bungen im gesamten Kreislauf.

Wir werden im letzten Teil der Arbeit noch zahlreich auftauchende
Fragen zu beantworten haben; einstweilen schien es uns wichtig, den
von uns supponierten Mechanismus des plötzlichen Herztodes möglichst
abgerundet darzustellen.

III. Theoretischer Teil.

Das Herz im initialen Stadium der Beriberi bietet der Pathologie ein in Form und Ausmaß der Erscheinungen neues Bild. Das Zusammenfallen von unzweifelhaftem Myokardschaden und peripherer Kreislaufstörung paßt gänzlich in die Vorstellungen modernster Kreislaufhypothesen. Allerlei Besonderheiten, die regelrecht zum Krankheitsbild gehören, die großen Waden, der hüpfende Puls, ein paradoxes Elektrokardiogramm und viel anderes verlangen, nicht weniger als die oben genannten Haupterscheinungen, weitere Untersuchungen zu ihrer Deutung. Zu den meisten dieser Untersuchungen braucht man das lebende Menschenmaterial, weil, wie gesagt, die Möglichkeit die Herzsymptome am Versuchstier hervorzurufen noch nicht gegeben ist. Daneben aber greifen diese Probleme so sehr in die experimentelle klinische Forschung im allgemeinen ein, daß es sich vielleicht lohnen wird, neben Errungenem auch dasjenige zu erwähnen, was noch zu finden sein wird. Zu diesem Zwecke soll ein theoretischer Teil diese kleine Arbeit beschließen.

a) Das Wesen der Herz- und Skeletmuskelschädigung.

Die pathologische Anatomie hat nach unseren im I. Teil mitgeteilten Befunden gezeigt, daß auch bei einer augenscheinlich mäßig guten Struktur der Herzmuskelfasern der Tod im Shôshin auftreten kann. Auch wurde schon die von Dürck erkannte Lösung und Schwellung des Sarkoplasmas der Herzfasern als eine in diesen Fällen allgemein gefundene, offenbar zunehmende Destruktion des Myokards angesprochen. Wir durften annehmen, daß ihr Ausmaß insoweit das Schicksal des Patienten entscheidet, als ein Stadium der Irreparabilität eintreten kann, in welchen der Tod des Kranken nicht mehr zu verhindern ist (s. oben I. e., S. 53). An diesem Irreversibelwerden des Zustandes können die oben erörterten Erscheinungen, Blutung, Ödem, Lockerung des Gewebes, natürlich ihren Anteil haben. Inwieweit Degeneration des peripheren Nervensystems dabei im Spiele ist, wurde noch nicht besprochen. Was uns jedoch jetzt beschäftigen soll, ist vor allem die Frage, was geschieht denn, vielleicht noch vor dem Auge verborgen, im Herzmuskel? Wodurch verliert das Myokard seinen Tonus und seine Verkürzungskraft?

Eine Beantwortung dieser Frage wurde vor fünf Jahren in der schon zitierten Arbeit von Aalsmeer und Wenckebach (1) versucht. Sie möge hier mit Berücksichtigung unserer neueren Befunde wiederholt werden:

Aalsmeer, der sich wunderte, daß das Beriberi-Herz auch in den schwersten Fällen keine Arrhythmien zeigt, benützte die Elektrokardiographie, um zu sehen, ob sich auf diesem Wege Schädigungen des Myokards und des inneren Mechanismus nachweisen ließen. Er fand in jeder Hinsicht normale Elektrokardiogramme, mit sogar sehr großen Ausschlägen. Namentlich war eine generelle Herabsetzung oder lokale Unterbrechung der Reizleitung nicht nachweisbar. Erst in den letzten Augenblicken zeigt das Herz diejenigen Elektrokardiogrammzeichen, die auch sonst beim Herztod angetroffen werden[1].

Begreiflicherweise erschien uns dieser Befund sehr überraschend. Bei tödlicher Herzschwäche und einer so extremen Erweiterung kam uns ein normales Elektrokardiogramm sehr ungewöhnlich vor, es rief jedoch einige alte experimentelle Untersuchungen in die Erinnerung zurück. McWILLIAM machte schon Beobachtungen über im Tierversuch nicht schlagende Herzen bei *normaler Leitung*. BIEDERMANN fand am wassergetränkten Skeletmuskel Verlust der Kontraktilität bei erhaltener Reizbarkeit. ENGELMANN (18) dehnte diesen Versuch auf das Froschherz aus und stellte fest, daß in Wasser getauchte Teile der Herzwand sich nicht mehr zusammenziehen können, jedoch den Kontraktionsreiz normalerweise weiterleiten. Auch die Anspruchsfähigkeit bleibt bestehen, denn wenn er den gequollenen Teil mit dem Schwellenreiz elektrisch reizt, reagierte der nicht getränkte Teil des Herzmuskels innerhalb normaler Leitungszeit. DE BOER (10) wiederholte diesen Versuch, stellte ebenfalls

---

[1] Eine mir freundlichst von AALSMEER zur Verfügung gestellte elektrokardiographische Aufnahme des Herztodes im Shôshin zeigt folgende Stadien des Absterbens des Herzens :

1. Frequenz 50, P—R = 0,02 Sekunden, R—T 0,4, flaches S—T. R und T positiv.

2. Frequenz 40, P—R = 0,025 Sekunden, R—T 0,4, tieferes S, S—T nach aufwärts konvex. R und T positiv.

3. Frequenz 33, R—T = 0,3, zeitweises Verschwinden von P, schon ist partieller A—V-Block vorhanden. R positiv, typisch bogenförmige S—T. T negativ.

4. Frequenz 25, stark wechselnd, partieller Block.

5. Frequenz 22, unsichtbar werden von P; eine zeitlang automatischen Kammerrhythmus. Dann ein kleines P unmittelbar vor R (rückwärtige Erregung ?). S—T typisch für Anäxomie.

6. Nach Therapie höhere Frequenz, unregelmäßig, P vorhanden, plötzlich einige Sekunden Vorhofflimmern.

7. Frequenz bis 20 hinunter, vereinzeltes P.

8. Änderung des Kammerkomplexes. R negativ, Q und S positiv, versplittert, T positiv, ganz flaches Vorhofflimmern 1—2 Sekunden, aber auch übergeleitete Schläge mit P—R etwa 0,02.

9. Plötzlich Kammerflimmern, 0,03 nach P. Dauer etwa 50 Sekunden. Langer Stillstand.

10. Noch zweimal Stillstände. Beide Male fängt 0,025 Sekunden nach P das Kammerflimmern wieder an, dauert dann abflauend an bis zum endgültigen Tode.

Auffallend ist das lange Bestehen der Vorhoftätigkeit und die noch vorhandene Möglichkeit der atrio-ventrikulären Überleitung. Das Kammer-Elektrokardiogramm entspricht den Bildern, die im Zustande der Anoxämie des Herzmuskels vorkommen.

Herr Dr. AALSMEER wird diese Kurve später mit genauer Analyse veröffentlichen.

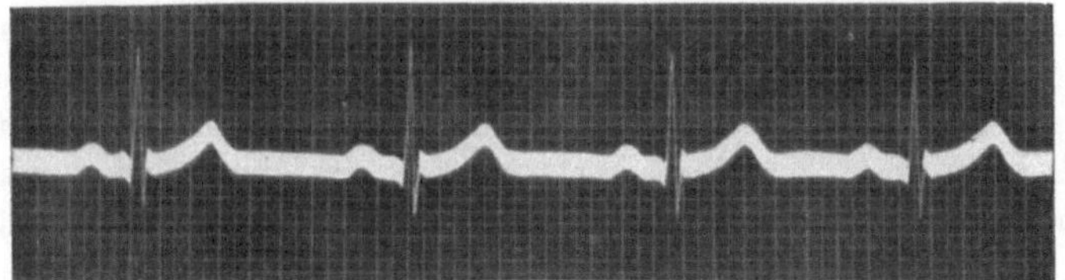

a. Leichter Fall. Abl. I. Zeitmarke 0,05″. Frequenz 70. PQ = 0,15″.

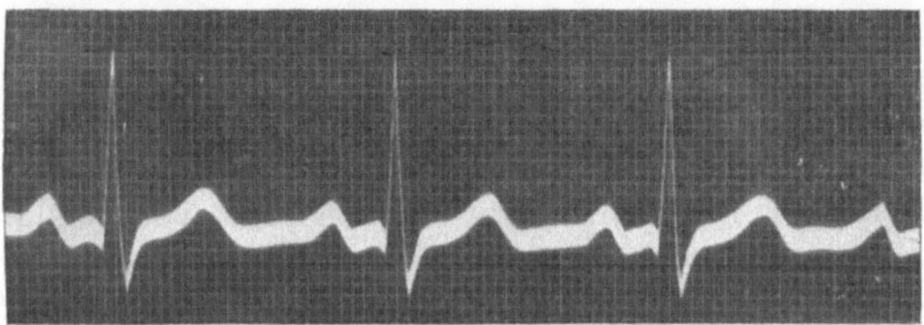

b. Schwerer Fall. Abl. I. Zeitmarke 0,02″. Frequenz 120. PQ = kaum 0,12″.
Aufg. 19. X. 25.

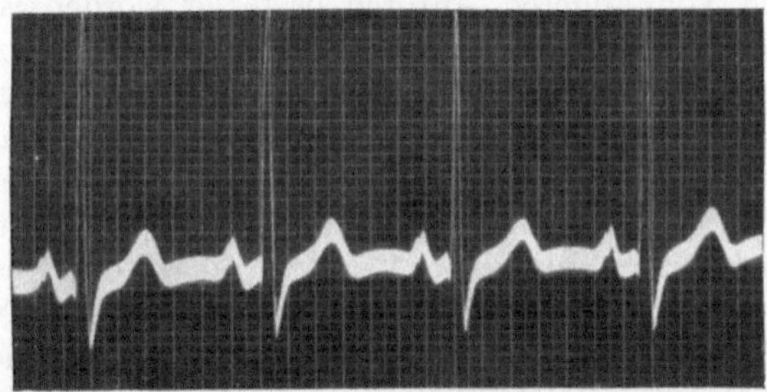

c. Wie b. Zeitmarke 0,05″. Frequenz 100. PQ = 0,14″. Aufg. 30. X. 25.

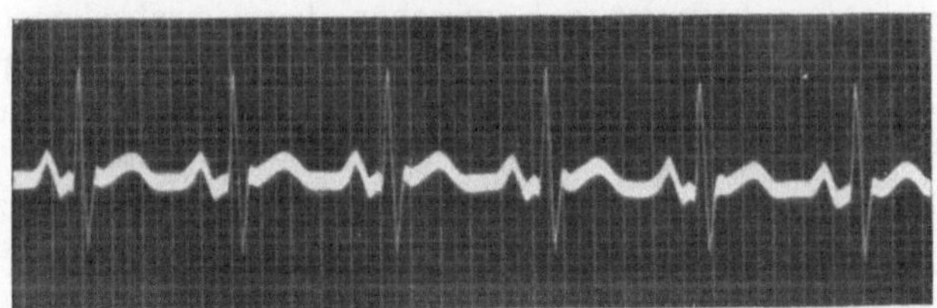

d. „Shôshin". Abl. II. Zeitmarke 0,05″. Frequenz 120. PQ = 0,12 − 0,125.
Aufg. 23. XII. 26.

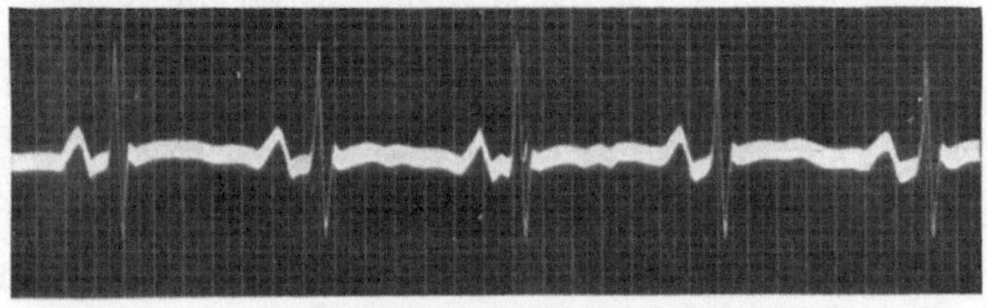

e. Wie d. Frequenz 80. PQ = 0,15″. Aufg. 7. I. 27.
Abb. 37a—e. [Aus AALSMEER und WENCKEBACH (1) Tafel II.]

die Quellung und den Stillstand des Herzens fest und konnte von einem derartigen, nicht kontrahierenden Herzen noch durch längere Zeit normale Elektrokardiogramme erhalten. Auch von anderen Seiten und für andere Formen der Wasseranreicherung im Herzmuskel wurde die nämliche Erscheinung nachgewiesen. ZONDEK (61) stellte schließlich fest, daß unter Einfluß von hypotonischen Lösungen Reizbarkeit und Reizleitung sogar zunehmen. Als wir nun die von AALSMEER aus Ostindien mitgebrachten Elektrokardiogramme von Beriberi-Herzen daraufhin näher untersuchten, stellte es sich heraus, daß auch hier das Vorkammer-Kammerintervall (P—Q) nicht nur normaler Dauer, sondern *nicht selten beträchtlich verkürzt* ist. Bei einem und demselben Patienten kann man dann beobachten, daß das P—Q im gefährlichsten Zustand am kürzesten ist, z. B. 0,105—0,11 Sekunden und bei der Heilung wieder auf die normale Zeit von 0,15—0,18 Sekunden steigt. *Mit der Verschlechterung der Herztätigkeit steigt die Reizleitungsgeschwindigkeit.* (Die Abbildungen auf S. 73 sind eine Reproduktion der damals veröffentlichten Elektrokardiogramme mit den Werten der Reizleitung.) Diese Erscheinung, die schon von anderen Autoren bestätigt worden ist (KEEFER, DASSEN u. a.) stellte klinisch ein Unikum dar und ist so sehr im Gegensatz zum gewöhnlich umgekehrten Verhältnis zwischen Herzzustand und Reizleitungsgeschwindigkeit, daß sie an sich schon die Aufmerksamkeit auf sich zieht. Unwillkürlich kommt man auf den Gedanken, die Ähnlichkeit zwischen klinischem und experimentellem Befund auf die gleiche Ursache zurückzuführen, und eine Verwandtschaft des Zustandes am Froschherzen und beim Beriberi-Patienten anzunehmen! (s. Nachtrag 2).

Kräftige Argumente stützen diese Hypothese. Bevor hierauf näher eingegangen wird, sei zur Vermeidung von Mißverständnissen daran erinnert, daß Ödem, osmotisches und kolloidales Quellen drei verschiedene Sachen sind. Ödem befindet sich zwischen den Gewebselementen, die Flüssigkeit ist im Gewebe mehr oder weniger frei beweglich, folgt den Gesetzen der Schwerkraft, läßt sich wegdrücken und fließt aus einer Schnittfläche heraus. Die osmotische Quellung gehorcht den Gesetzen des osmotischen Druckes und ist daher abhängig vom Verhältnis zwischen Inhalt der Zelle und der Gewebsflüssigkeit, welch letztere von der Zusammenstellung des Blutes herrührt. Die kolloide Bindung in der Organzelle ist anderer Natur und gehorcht den Gesetzen der hydrophilen Kolloide, sie hält das Wasser bei Druck und Schnitt unverändert fest. Als solcher Art wird u. a. das Myxödem betrachtet (s. Nachtrag 3).

In unserem Falle ist diese Unterscheidung dringend notwendig, denn von anderen Seiten wird die Beriberi als eine Ödemkrankheit betrachtet. Ohne jeden Zweifel kommt Ödem, oder jedenfalls Gedunsenheit auch schon in früheren Stadien vor. In unserem morphologischen Teil wird Ödem unter anderem ausdrücklich erwähnt, auch als einer der Gründe für Verdickung der Herzwand. Auch wird Vermehrung des Wassergehaltes besonders häufig in Zellen gefunden, die lange von Ödem umspült waren. Das

Beriberi-Ödem trägt jedenfalls viele Zeichen des Stauungsödems: das „pitting", der Fingerdruck, der stehen bleibt, ist eines der Hauptsymptome für das Erkennen der Krankheit. Die Quellung gewisser Organe kann aber zeitlich gänzlich unabhängig von Stauung oder mangelhafter Nierenfunktion auftreten, namentlich gilt das von der Muskulatur, nicht nur am Herzen, sondern auch am Skeletmuskel. Die Spannung der Waden im Anfangsstadium der Beriberi wurde schon erwähnt und auch das in diesem Zustande gar nicht seltene Fehlen jeder Spur von Fußödem. NOCHT zeigte schon eine Abbildung eines solchen Wadenpaares ohne Ödem; es möge auch Abb. 34 (S. 60) Interesse erwecken, weil die Photographie die feinsten Hautfältchen und Härchen zeigt und dadurch noch mehr überzeugend die Abwesenheit von der geringsten Gedunsenheit beweist. Auch aus anderem Grunde kommt diesen hier abgebildeten Waden eine gewisse Bedeutung zu:

Bei der Frage, ob Quellung des Herzmuskels das erste Stadium der Beriberi-Entartung darstellen könnte, durfte nicht vergessen werden, daß auch die Skeletmuskulatur unter Einfluß hypertonischer Lösungen aufquillt. Nach TIEMANN (54) soll die glatte Muskulatur anderen Gesetzen folgen, es wäre also zu erwarten, daß die Skeletmuskulatur das gleiche Phänomen zeigen würde. Das ist nun nicht nur der Fall beim Gastrocnemius, sondern auch bei anderen Muskeln und, wie es scheint, vornehmlich bei denjenigen Gruppen, welche die größte Arbeit verrichten. Mir fielen vor allem die Kaumuskeln als stark gequollen auf, oder vielmehr die starke Verschmälerung der Wangen, die schon in den ersten Tagen einer erfolgreichen Behandlung auftrat und wobei die harten Masseteren stark an Umfang abgenommen hatten. KIEWIET DE JONGE (33) kannte schon dieses breite Gesicht, das ihn an Mumps erinnerte, er fand ebenso vergrößerte Parotiden. „Welcher Natur die Vergrößerung war, kann ich nicht sagen, Ödem ist es nicht" (!) Ich fand jedoch eine solche Schwellung der Parotisdrüse am Kadaver nicht, auch nicht mikroskopisch. Erfahrene Beobachter erzählten mir, daß bei Kulis, die mit dem Oberkörper stark arbeiten, die ganze Brust- und Armmuskulatur gedunsen erscheint; diese Muskulatur schwillt ebenfalls bei Ruhe und Diät unter starker Diurese in kurzer Zeit ab.

Da dem Arzt nie Gelegenheit geboten wird, die ersten Stadien der im Herzmuskel stattfindenden Prozesse zu studieren, weil man immer nur Endstadien zu sehen bekommt, bat ich den chirurgischen Kollegen der Fakultät in Batavia (Professor REDDINGIUS), unter Lokalanästhesie ohne Adrenalin und nur bis zur Oberfläche der umgebenden Bindegewebshülle des Muskels spritzend, ein Stückchen Muskelfleisch aus den abgebildeten Waden zu entfernen, bevor noch mit der Therapie begonnen wurde. Es wäre dabei besonders darauf zu achten, ob der Muskel auf Einschnitt viel Blut (Stauung), viel Wasser (Ödem), oder vielleicht beides würde ausfließen lassen. Das Resultat war für den Chirurgen sehr überraschend, für uns das erwartete: es floß weder Wasser, noch Blut

heraus, die Wunde blieb trocken. Die blaßrosa Muskelbündel drängten
sich infolge des intramuskulären Druckes aus der Öffnung der gespannten,
dünnen Fascie heraus. Es wurde ein Stückchen Muskel extirpiert, die
Wunde geschlossen. Die gewöhnliche Behandlung, absolute Bettruhe,
B-vitaminreiche Nahrung oder Vitaminpräparaten setzte dann sofort ein. Schon am nächsten Tage waren die Waden etwas weicher,
bald kehrte die normale Muskelkonsistenz zurück; die wieder beweglich gewordenen Muskelbündel rollten wieder zwischen den Fingern,
nur geht die Einschmelzung ungleichmäßig vor sich, so daß sich mehrere
Tage lang noch härtere Knollen zwischen den weich gewordenen Muskel-
teilen fühlbar machten. Nach genau einer Woche wurde die andere
Wade geöffnet; es floß jetzt reichlich Blut und Wasser aus und es wurde
wieder ein Stückchen herausgenommen. Der Patient, der glaubte, wir
hätten böse Geister aus den kranken Waden ausgetrieben, war mit dem
Erfolg außerordentlich zufrieden. Das waren auch wir, denn es war
sonnenklar, daß die Wadenschwellung nicht auf Ödem oder passiver
oder aktiver Hyperämie beruhte, sondern auf einer Quellung der Muskelfasern selbst.

Es sei hinzugefügt, daß in derselben Woche das Herz kleiner geworden war und auch die Masseteren. Es war auch ein großer Wasser-
verlust aufgetreten, der zum Teil kardial erklärt werden kann (es ist
schon immer Stauung in solchen Fällen vorhanden), jedoch auch
auf Entleerung des Muskelwassers zurückzuführen sein mag. Diese
Befunde, die später in Batavia noch in drei Fällen bestätigt wurden,
sprechen kräftig für die Richtigkeit der Quellungshypothese des Beriberi-Herzens.

Der mikroskopische Befund des aus der Wade entfernten Muskel-
materials ergab, daß die Muskelfasern der harten Wade *stark aufeinander-
gepreßt* waren; an dem Material wurde in je 80 Fasern vor und nach Behandlung festgestellt, daß die ersteren zweifellos dicker waren als die
letzteren. Dr. BERGMAN vom anatomischen Institut Batavia war so
freundlich, seine Beobachtungen, ohne Kenntnis der Herkunft des
Materiales durchzuführen, er erkannte die Muskelfasern aus der gespannten Wade mit Sicherheit an ihren größeren Dimensionen. Es
handelte sich also unzweifelhaft um gequollene, dickere Fasern. Einen
unerwarteten Anblick bot das native Präparat, nämlich eine ungewöhnlich
schöne und deutliche Querstreifung, mit allen Détails, die man sich
wünschen könnte. Hieraus läßt sich schließen, daß ein Quellungszustand
nicht immer so verderblich auf die Querstreifung wirken muß, wie das
für das hypotonische Milieu beschrieben wurde.

In der ersten Bearbeitung dieser Frage hatte ich die Vorgänge der
Quellung des Herzmuskels mit jenen verglichen, die von BIEDERMANN,
ENGELMANN, DE BOER, VAN HERWERDEN, geschildert werden, wobei
eine so bedeutende Schwellung stattfindet, daß dadurch jede Kontraktion unmöglich gemacht und die Querstreifung aufgelöst zu werden

scheint. Diese Auffassung haben wir fallen lassen, denn die direkte Beobachtung am Wadenmuskel und der Befund am Herzen stimmen vollkommen überein, bei beiden besteht Quellung, jedoch bei auffallend deutlich erhaltener Querstreifung (s. I. d).

Diese Tatsache ist vom physiologischen Standpunkte nicht ohne Bedeutung. ENGELMANN hat seinerzeit das Erhaltensein der Reizbarkeit und der Reizleitung in einem Herzen, das sich nicht mehr kontrahieren kann, als Argument gebraucht für seine Auffassung, daß Kontraktilität einerseits und Reizbarkeit-Reizleitung andererseits verschiedenartige Verrichtungen des Herzmuskels und auch *an verschiedene Teilchen gebunden* sind. DE BOER widersprach der Richtigkeit der Beweisführung ENGELMANNs und zwar, weil der Muskel nur so stark vom Wasser verdickt und verkürzt worden war, daß weitere sichtbare Verkürzung unmöglich gemacht war. Im Beriberi-Herzen finden wir nun einen Zustand, in welchem zu gleicher Zeit Tonus und Kontraktilität schwer geschädigt sind und trotzdem die Reizleitung normal oder sogar gesteigert sein kann. Das gilt sowohl für den Herzmuskel mit noch erhaltener Querstreifung, als auch für solche Fasern, die durch Sarkolyse in ihrem histologischen Bau geschädigt sind. Daß beide Funktionen somit in ihrem Wesen verschieden sind, gewinnt wieder an Wahrscheinlichkeit. Man könnte sogar weiter spekulieren und sich vorstellen, daß die Kontraktilität hauptsächlich an Fibrillen und Querstreifung gebunden sind, das Sarkoplasma jedoch die Reizleitung führt. Die Fibrillen gehen allmählich zugrunde, das Sarkoplasma hat zugenommen; vielleicht fördert die Quellung die Reizleitungsgeschwindigkeit? Hierzu sei erinnert, daß das Reizleitungssystem wenig Fibrillen, mächtiges Sarkoplasma zeigt, während z. B. die langsam leitenden Knotenelemente, sowie die Arbeitsmuskulatur, wenig Sarkoplasma und reichlich Fibrillen besitzen. Ohne im geringsten diese Dichtung als Tatsache darstellen zu wollen, schien mir doch die Vorstellung diskutabel zu sein.

Ein noch heikleres Problem der Muskelphysiologie bietet das Verhältnis zwischen Tonus und Kontraktilität (Verkürzungsmöglichkeit). Das Beriberi-Herz führt uns vor das Dilemma: Was kommt hier zuerst, der Tonusverlust und nachher erst (dadurch?) die Kontraktionsabschwächung? Oder sind beide voneinander unabhängig? Oder sind beide vielleicht nur verschiedene Formen derselben Eigenschaft, so daß beide untrennbar zusammen erkranken? Daß hier beide Faktoren von allem Anfang an schwer gelitten haben, erscheint beinahe sicher. Ohne irgendeinen Anspruch auf wissenschaftliche Anerkennung meiner Auffassung, hielt ich den „aktiven" Tonus, das Gegenteil passiver Dehnung, für „Kontraktionsbereitschaft", die ein bis auf eine größere oder geringere Kontraktionshöhe stabilisierter Zustand ist. Dieser Zustand darf „Bereitschaft" heißen, weil von ihm aus der Muskel auf Befehl *sofort* „losschlagen" kann, nicht erst eine Gefechtsstellung einnehmen muß. Ohne diesen Tonus kann der Widerstand gegen Dehnung höchstens der eines noch elastischen Gewebes sein. Tonus und Verkürzungskraft schienen mir zusammen zu entstehen, zu leben und zu sterben, eine Ansicht, die zur Erklärung so manchen pathologischen Vorganges dienen könnte, und auch einfach genug wäre.

Die neuesten Forschungen [z. B. LANGELAAN (37), PAL (44), JORDAN (28)] sprechen jedoch für eine Dualität der Funktionen Tonus und Kontraktilität und auch der Substrate. Scharf unterschieden wird die

Viscosität mit ihren irreversiblen Zustandsänderungen von der Elastizität mit ihrer reversiblen Dehnungsfähigkeit und ihrer aktiven Verkürzungsmöglichkeit. Die viscose Substanz sei das plastische Substrat, welches Anpassung an andauernde Zustände, ohne Arbeit und Spannung, ermöglicht; das elastische Substrat wird reversibel gespannt, passiv gedehnt, aktiv verkürzt. Beide Substrate beeinflussen sich gegenseitig, arbeiten in normalen Verhältnissen zusammen, aber können auch im Sinne ENGELMANNs, jedes für sich, in verschiedener Richtung arbeiten und leiden, und dadurch die normale Zusammenarbeit verlieren. Diese Untersuchungen haben auch für den Pathologen eine große Bedeutung, denn das Tonusproblem spielt auch in der Klinik eine große Rolle. Die neue Arbeit PALs ist ein wichtiger Versuch, die neuen Begriffe in die klinische Erkenntnis einzugliedern.

Der quergestreifte Muskel ist nicht das einzige Gewebe, welches Quellung und Wasserbindung zeigt, wir haben auch schon von gequollenem Bindegewebe im Herzen gesprochen, auch dort, wo Ödem nicht gleichzeitig vorhanden war. Eine der merkwürdigsten Organquellungen aber ist die der Gallenblase. Man spricht kurzweg von „Ödem". TULL fand diese Besonderheit in allen seinen Fällen von akutem Tod: „Die Gallenblase tritt unter dem Rand der stark gestauten Leber hervor. Beim Entfernen läuft keine Galle heraus, die Wand ist resistent, wie ein Gummiball, ein Fingerdruck bleibt nicht stehen. Auf dem Durchschnitt zeigen sich Serosa, Muscularis und Mucosa so stark geschwollen, daß nicht das Organ stark vergrößert, sondern das Lumen stark verengert ist. *Aus der Schnittfläche rinnt kein Wasser aus diesen Schichten* heraus, also kein eigentliches Ödem." Die in der Literatur gegebenen Beschreibungen enthalten keine Daten zur Erklärung dieses Zustandes. Mikroskopisch sieht man große Schichten von einer hyalin aussehenden, ganz leicht färbbaren Masse. Zuweilen findet man gar keine Zellreste mehr, in anderen Fällen auseinandergedrängte Bindegewebszellen, wobei von den Fasern wenig mehr sichtbar ist, wiewohl die interstitielle Substanz eine nicht färbbare, feinfibrilläre Struktur aufweist. Der in der Leber eingebettete Teil der Wand enthält sehr weite Lymphspalten, die normaliter zwar nachweisbar, jedoch bei Beriberi in große, die gleiche färbbare Masse enthaltende Hohlräume verändert sind. Abb. 38 zeigt einen Querschnitt durch die Gallenblase und benachbartes Lebergewebe der Säuglingsleber von Abb. 19 und 20 bei geringer Vergrößerung reproduziert; im von der mächtig gequollenen Wand zusammengedrückten Lumen befindet sich das von der Unterlage gelockerte Epithel der Schleimhaut. Das Bett der Gallenblase in der Leber ist von hyalinen Massen gefüllt. Die hier wie kleine Mondkrater aussehenden runden Kreise sind die überfüllten Lymphgefäße und Venen. Man erkennt noch die von TULL erwähnten drei Schichten, das innere Oval der Mucosa, die große, gequollene Muskel- und Bindegewebsschicht und, begrenzt von der Lebermasse, die den Lymphräumen entsprechende, kaum gefärbte Schicht. In einem Präparate eines Erwachsenen war die glatte Muskulatur, wenn auch auseinandergedrängt, als solche noch gut erhalten, was nicht immer der Fall ist. Die Submucosa zeigt venöse Stauung. Im angrenzenden Lebergewebe der Abb. 38 ist die Muskatnußzeichnung zu erkennen. Mit der Lupe erkennt man in den helleren Partien, wie die Lebersäulchen auseinandergedrängt sind; bei stärkerer Vergrößerung zeigt sich ein Ödem, das einen sämtliche Capillaren einhüllenden Wassermantel (auch im Celloidinschnitt!) darstellt.

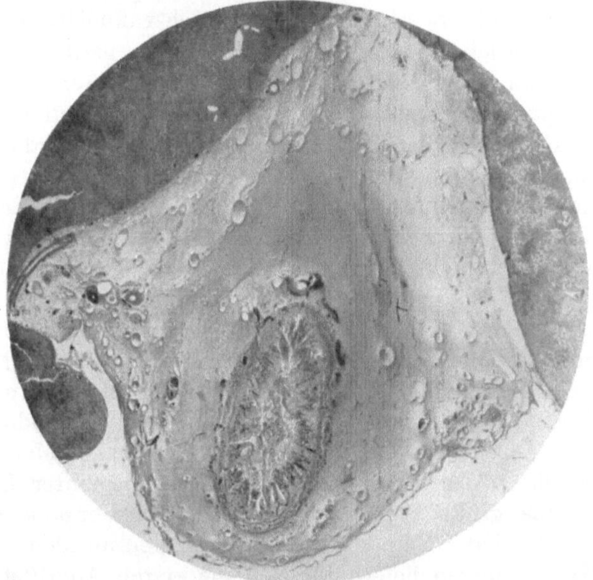

Abb. 38. Beriberi-Säuglingsherz. Querschnitt von der in der Leber eingebetteten, gequollenen Gallenblase des Säuglings von Abb. 19.

Die Gallenblase scheint das einzige Bauchorgan zu sein, das eine solche sulzige Schwellung zeigt. Woher diese Sonderstellung? Kann es eine besondere Affinität zur Beriberi-Krankheitsursache sein? Die Galle ist ja auch ein besonderer Saft! Oder teilt die Gallenblasenwand das Los der Leber und ist alles doch nur Folge einer starken Stauung, die man aber im splanchnischen Kreislauf bei kardialer Leberstauung nie in diesem Maße findet. Beim Suchen nach Beschreibungen des eigenen Kreislaufs der Gallenblase fand ich Daten, die wirklich der Gallenblase eine gewisse Sonderstellung geben: zwar bekommt die Gallenblase ihre arterielle Versorgung aus dem splanchnischen Kreislauf, *jedoch geht der Rückfluß des Blutes zum Teil durch kleine Venen direkt in die Leber,* wo er mit Umgehung des Portalkreislaufes sich den Lebervenen anschließt. In HENLES berühmter Anatomie (27) findet man diese Tatsache mit genauer Literaturangabe vermerkt: „Es ist eine Gruppe von 12—15 Venenstämmchen, welche im Umfange der Gallenblase entstehen und am Rande der zur Aufnahme der Gallenblase bestimmten Grube in die Leber eintreten." Diese und noch einige andere kleine Gruppen *sind die einzigen Venen* der Baucheingeweide, die unmittelbar mit dem Leberkreislauf, ohne Berührung des Portalkreislaufs, kommunizieren. Man findet die Venen auf Schnitten von Gallenblase und Leber zusammen. Sie treten in Gewebsspalten der Leber ein, welche bei der Beriberi noch eine Strecke lang dieselbe sulzige Infiltration und die überfüllten Lymphräume zeigen, wie sie in der Gallenblase vorkommen. Vielleicht liegt hier der Grund für diese konstanten, aber noch unverstandenen Zustände an der Gallenblase[1].

Wo offenbar Muskelgewebe und Bindegewebe an dem Prozeß teilhaben, wird es immer mehr berechtigt, zu fragen, ob nicht auch die Nervendegeneration, die so lange das gefürchtete Hauptsymptom der chronischen Beriberi war, auf eine ähnliche pathologische Wasserbindung zurückzuführen sei. Eine hydropisch-vakuoläre Degeneration wird dabei beschrieben, entzündliche Prozesse, geringe, kleinzellige Infiltrationen sind von ebenso geringer Bedeutung, wie im Myokard. Besonders von japanischer Seite sind der Wasserhaushalt und das Verhalten der peripheren Nerven bei B-Avitaminose der Tiere studiert worden. TSUNODA und KURA (53) sprechen von „eigentümlichen, *primär* regressiven Metamorphosen der Endigungen und peripheren Teile der sensiblen Nerven in der äußeren Haut, wie im motorischen Nervensystem. Die Veränderungen sind der trüben Schwellung sehr verwandt: das mikroskopische Bild der Endigungen wird sehr trüb und der Achsenzylinder im Endapparat dünner. In den sensiblen Nerven finden sich nur Aufquellung und Atrophie. Wenn man reiskranken Tieren B-Vitamine einspritzt, verschwinden alle klinischen Erscheinungen. Die motorischen Nerven und sensiblen Endigungen sind schon nach 5 Stunden merklich gebessert, ihr Aspekt ist nach 24 Stunden normal". Man sieht, wie diese Reversibilität der Veränderungen, und zwar unter Einfluß des B-Vitamins, eine große Verwandtschaft mit den Vorgängen im quergestreiften Muskel hat. Gerade die Veränderungen an kleinsten Nerven und sensiblen Endungen liefern klinisch die ersten Angriffspunkte der Beriberi: sie pflanzen sich bei chronischem Verlauf von der Periphere zentralwärts fort (DÜRCK). Die Nervenschädigungen treten auch gleichzeitig mit den Herzbeschwerden des Kardialstadiums auf.

Ohne auf alle diese Probleme tiefer einzugehen, könnte ich mich berechtigt fühlen, die vor einigen Jahren ausgesprochene Hypothese über die Genese der Beriberi-Erscheinungen einstweilen noch aufrechtzuerhalten: *„Die Krankheitsursache der Beriberi, welche sie auch sei, bewirkt die von ihr hervorgerufenen Krankheitserscheinungen in erster Instanz auf dem Wege einer Wasserbindung in gewissen, dazu prädisponierten Geweben, vor allem im quergestreiften Muskel und im peripheren Nervensystem.*

---

[1] In einigen kürzlich erschienenen Vorträgen über Intoxikation und Infektion (Wien. klin. Wschr. **1933—34**) spricht EPPINGER über ein auffallendes Ödem der Gallenblasenwand, am ausgeprägtesten dort, wo die Gallenblase der Leber breit aufsitzt. Dabei erwähnt er nachdrücklich die weiten, mit leicht färbbarem Inhalt gefüllten Gewebsspalten. Es ist möglich, daß die eigentümlichen Befunde EPPINGERs auf eine Verwandtschaft der Pathogenese beider Zustände beruhen, wenn auch eine Identität beider nicht wahrscheinlich ist. Es sind hier weitere Untersuchungen abzuwarten.

Eine wichtige Tatsache spricht jedoch gegen die Annahme, daß die Vorgänge im quergestreiften Muskel und im peripheren Nervensystem identisch wären: wäre das der Fall, so würde man erwarten, daß die experimentelle Avitaminose nicht nur die neurologischen Beriberi-Schäden hervorruft, sondern auch die Herzveränderungen der Beriberi. Letzteres ist nun bis jetzt nie der Fall gewesen. Es muß also die Ätiologie beider Schädigungen wohl in irgendeinem wichtigen Punkte eine verschiedene sein. Das periphere Nervensystem soll daher einstweilen aus unserer Hypothese ausscheiden müssen.

Es soll noch einmal klar ausgesprochen sein, daß wir mit der Wasserbindung nicht Ödem meinen, daher den Namen „Ödemtheorie" für die auch von MEBIUS beobachteten Tatsachen nicht geeignet finden. In dieser Richtung sprechen auch experimentelle Untersuchungen u. a. von YAMAGUCHI (57) (wiewohl er auch von Ödem spricht, während Wasserretention gemeint ist): „Das sich bei Beriberi entwickelnde Ödem ist größtenteils extrarenalen Ursprungs. Bei allen Formen von Beriberi sind die intermediären flüssigkeitswechselnden Faktoren, unabhängig vom Vorhandensein oder Fehlen des makroskopischen Ödems, pathologisch verändert. Diese Ödembereitschaft (nach uns ,Neigung zur Wasserretention' W.) geht auch nach bedeutender Besserung nicht nur des Ödems, sondern auch der anderen klinischen Symptome *eine Zeitlang nicht zurück.*"

Hieraus kann man lesen: a) Die Wasserretention ist größtenteils nicht durch kardiale Nierenstauung verursacht (womit die Tatsache eines normalen Nierengewebes nach dem Herztode übereinstimmt). b) Die vorhandene Tendenz zur Wasserretention bleibt als typische, primäre Folge der Beriberi-Krankheit noch bestehen, wenn sonstige Symptome schon stark verbessert sind, was übereinstimmt mit dem noch Vorhandensein einer positiven Adrenalinreaktion in einem Stadium, in welchem die Beriberi sonst nicht mehr nachzuweisen wäre.

Die letzte Frage, welche Veränderung im Körper schon am ersten Beginn der Beriberi zur Wasserretention und zur Quellung der dazu neigenden Organe führt, ist, wie jede letzte Frage, die heikelste. Es gibt Anknüpfungspunkte, von welchen aus man sich diesem Probleme nähern kann, z. B. Analogien mit anderen Krankheiten, die ähnliche Quellungen aufzeigen. Eine Tatsache, welche uns gerade bei der Beriberi auf einen Weg zur Klärung führen könnte, wäre der zwingende Einfluß der körperlichen Arbeit auf den Zustand des Herzens und auch des Skeletmuskels. Vielleicht ist es eben die Arbeit des Muskels selbst, welche die Wasserretention verursacht, in der Weise, daß Arbeit Wasser in der Zelle freimacht, welches jetzt auf kolloid osmotische oder andere Weise vom Zellinhalt festgehalten wird. Wir dürfen dabei in Betracht ziehen, daß Verdickung und Hartwerden des Skeletmuskels nach Arbeit auch beim Gesunden eintreten, und zwar je kräftiger die Muskelleistung war und je länger sie dauerte. Während einer längeren Periode relativ schwerer Arbeit wird diese „Hypertrophie" stabilisiert, nimmt aber durch die ökonomischere Tätigkeit infolge Trainings schließlich sogar etwas ab. Andererseits ist es jedem Sportler bekannt, wie rasch die erworbenen schönen Muskelreliefs nach den Ferien wieder verlorengehen. Nicht zu vergessen ist auch die Fähigkeit der Muskeln, ihr Wasser abzugeben, und zwar unter Bedingungen, die zeigen, wie locker das Wasser in der normalen Muskelfaser gebunden ist: bei geringerer Wasserzufuhr, aber besonders durch Diuretika und Drastika können unsere besten Muskeln unscheinbar dünn werden. Einmal traf ich einen Hochtouristen, der besonders stolz auf seine Waden war, nach einer forcierten Taeniaabtreibung in Verzweiflung, weil seine Waden so klein, so weich und beinahe leere Säcke geworden waren. Auch auf Salyrganinjektion nimmt die Muskulatur stark ab.

Dürfen wir nun annehmen, daß die Muskelquellung bei Beriberi nur eine pathologische Verstärkung der physiologischen Wasserretention beim arbeitenden Menschen ist? Dafür spricht der soeben genannte deletäre Einfluß der Arbeit auf den Beriberi-Kranken und die dadurch aufs äußerste gespannten Muskeln. Weitere Forschung wird uns hier hoffentlich mehr Licht bringen und entscheiden, ob die Ähnlichkeit mit physiologischen Zuständen uns dem Begriff etwas näher gebracht hat.

Es bleibt aber der Wunsch, denjenigen Faktor kennenzulernen, der die Ursache der Quellung ist. Zwei Wege können da zum Ziele führen, die experimentelle Forschung am Beriberi-Kranken, so wie sie sich im letzten Dezennium gerade auf dem Gebiete der Kreislaufstörungen entwickelt hat, und das Suchen nach analogen Erscheinungen bei anderen Krankheiten. Über beide Punkte werden wir noch zu sprechen haben, und zwar speziell bei der Behandlung des Kreislaufsyndroms beim Beriberi-Patienten.

b) Die Größenverhältnisse am Beriberi-Herzen.

Die meisten Ärzte, die sich mit dem Studium des Beriberi-Herzens befassen, haben zwar den erstaunlichen Unterschied in der Größe und Weite der beiden Herzhälften deutlich beschrieben, sind jedoch einem Erklärungsversuch mit einer gewissen Scheu ausgewichen. Wer sich an eine Erklärung wagte, stellte vor allem fest, daß das Herz den Typus zeigt, der bei Widerständen im Lungenkreislauf entstehen muß; als solche Typen gelten die Herzen bei Pulmonalsklerose, bei mit starkem Gewebsschwund einhergehendem Emphysem und beim chronischen Asthma, wobei der intrathorakale Druck erhöht ist, u. a. m. REINHARDT hat seinerzeit auch für das Beriberi-Herz einen solchen Widerstand angenommen, weil es keine anderen Ursachen zu geben schien. Auch AALSMEER prüfte diese Lösung des Problems in kritischer Weise, ließ jedoch die Frage unentschieden, weil auch er keinen entsprechenden Lungenbefund finden konnte. Der Lungenkreislauf ist unzweifelhaft *wenig gefüllt* und von Hindernissen frei. Nun fanden wir eine relative Verengerung des Hauptstammes der Arteria pulmonalis an der Umschlagstelle des Perikards (S. 33); es erschien auch durchaus möglich, daß die starke Dehnung des Bulbus der Arteria pulmonalis mit den Semilunarklappen dadurch extra erweitert wird; es wäre also doch wohl ein Hindernis im Pulmonalbezirk vorhanden, jedoch kann es sich erst fühlbar machen, wenn Conus und Bulbus pulmonalis schon sehr stark überfüllt und erweitert sind. Irgendeine primäre Ursache für diese Überfüllung kann diese engere Stelle nicht sein, höchstens in späteren Stadien zum Hochwasser in diesen Teilen beitragen.

Es gibt jedoch eine sehr einfache Erklärung dieser elektiven Erweiterung des rechten Herzens, die ja auch unter anderen Bedingungen gefunden wird und sich nur bei der Beriberi so über alle Maßen bemerkbar macht. Man soll sich nur klar vor Augen stellen, wie die beiden Herzhälften zwar zusammen ein Organ bilden, jedoch ganz verschiedene Aufgaben zu erfüllen haben und für ihre Zwecke auch verschieden gebaut sind: Das rechte Herz, das sich leicht ausdehnen läßt, hat eine viel weichere und dünnere Wand als das linke; der Vorhof ist sehr dehnbar und ist besonders in seinem Hilfsreservoir Herzohr äußerst reich an elastischen Fasernetzen. Das rechte Herz hat die Pflicht, die im Laufe des Tages sehr wechselnden Blutmengen in sich aufzunehmen, und hat auch die Vorrichtungen, um alles Blut in den unter niederem Druck stehenden Lungenkreislauf zu werfen und dem linken Herzen zuzuführen. Das Ostium tricuspidale ist durch seine Dehnbarkeit längst als ein Sicherheitsventil erkannt, um bei Überfüllung einen Teil des Zuviel bei der Kammersystole in den Vorhof zurückwerfen zu lassen und dadurch den Lungenkreislauf zu schonen. *Der linke Ventrikel aber bekommmt nur diejenige Quantität Blut zur Weiterbeförderung, welche das rechte Herz ihm zuteilt.* Sein Lumen ist viel kleiner, dafür seine Wand viel dicker, fester, weniger dehnbar und die Mitralklappe, auf ihren undehnbaren Bindegewebs- und Knorpelring eingepflanzt, läßt nichts zurückfließen, damit die vollständige Austreibung des Inhaltes gelinge und die Aorta unter den verlangten Druck gestellt wird.

Wenn nun, wie bei der Beriberi, die gesamte Herzmuskulatur in ihrer Funktion herabgesetzt wird, ist es schon a priori zu erwarten, daß die beiden Herzhälften sehr ungleich darunter leiden werden, die wenig resistente rechte am meisten, die starke linke am wenigsten. Wird das rechte Herz in seinem geschwächten Zustand von einer Überschwemmung aus den Venen heimgesucht, so ist es diesem Unheil nicht gewachsen, kann sich der Überfüllung trotz Anstrengung nicht genügend entledigen und wird immer mehr überfüllt. Der Lungenkreislauf jedoch und das linke Herz werden von dieser Katastrophe erst aus zweiter Hand etwas zu fühlen bekommen, denn der Anprall wird vom rechten Herzen aufgefangen, auch wenn es daran zugrunde gehen würde: je weniger Blut es weiterbefördert, um so weniger werden Lungenkreislauf und linkes

Herz gefüllt. Es ist daher der Größenunterschied die unvermeidliche Folge der bei der Beriberi vorhandenen Kreislaufverhältnisse. Zwar läuft wahrscheinlich nicht alles so einfach ab, wie es hier geschildert wurde, jedoch bleibt das Verhältnis von rechts zu links bestehen und immer zum Nachteil des ersteren.

Diese einfache Erklärung eines nur scheinbar befremdenden Zustandes ist zwar vielfach anerkannt, jedoch sträubt mancher sich noch dagegen, vielleicht weil sie so einfach ist und fast banal erscheint. Es ist daher erwünscht, solchen Einwänden die Argumente für die hier verteidigte Auffassung gegenüberzustellen.

Der Einwand ist hauptsächlich der, daß solche Unterschiede in der Funktion der beiden Herzhälften nicht recht denkbar sind, weil diese verurteilt sind, immer miteinander zusammenzuarbeiten; auch soll das anatomische Substrat für einen so weitgehenden Unterschied fehlen. Hierauf läßt sich antworten, daß die verschiedene Funktion und ihre Auswirkung sich in der sehr verschiedenen Form und Größe von Kammern und Vorhöfen bei allen Klappenfehlern zeigen und hier von allen anerkannt werden. Es ist wohl eine Erbschaft aus der Zeit, in welcher die Lehre der Herzkrankheiten nur von den Klappenfehlern sprach, daß man als Ursache solcher Herzformen noch immer nichtschließende oder verengte Klappen oder abnormale Widerstände stromabwärts sucht. Daß einerseits fehlende Kraft des Herzmuskels, andererseits gesteigerte Blutzufuhr zum Herzen nach den Grundgesetzen der Herztätigkeit die gleichen Folgen haben, ist noch nicht genügend allgemein anerkannt und bei der Diagnostik ausgenützt worden. Diese Dinge sind übrigens auch experimentell sichergestellt; schwächt man die Tätigkeit des ganzen Herzmuskels, z. B. momentan durch Vagusreizung, dann schwillt das Herz sofort an, vor allem die rechte Hälfte. GOLDENBERG und ROTHBERGER (22) fanden dasselbe bei experimentellem Coronarkreislauf und erkannten im Röntgenbild beim Hunde den Typus des Beriberi-Herzens.

Was das anatomische Substrat betrifft, sei bemerkt, daß die Vorhöfe in ihrer Arbeitsmuskulatur fast vollständig voneinander getrennt sind. Zwei flache Muskelbündel, die an der Oberfläche die Venen beider Vorhöfe umschließen, sind wohl mehr den Zwecken der Reizleitung gewidmet; in ihrer Konstruktion können sie höchstens die Venenmündungen während der Systole stützen und zusammenhalten, und vielleicht auch das Zurückgeworfenwerden des Blutes bei der Vorhofsystole mehr weniger verhüten. Die Kammern haben *eine* Wand gemeinsam, das Septum ventriculorum, das bei einseitiger Erweiterung bekanntlich eine ziemlich passive Rolle spielt, insoweit es von der überfüllten Kammer in die weniger gefüllte Schwesterkammer hineingedrückt wird. Dabei ist aber kein Grund anzunehmen, daß die Seitenwände nicht nur synchron schlagen, sondern infolge ihrer Verbindungen auch die gleiche Arbeit leisten müssen. Die Muskeln haben sich den dynamischen Gesetzen des Herzens zu fügen, und die Bedingungen sind für die vier Herzabteilungen ganz verschieden.

Bei unserem Säuglingsherzen ließen sich im Septum die Grenzen zwischen rechts und links mit dem bloßen Auge erkennen, und es zeigte sich sogar, daß durch die Verschiedenheit der Farbe die Bündel der rechten sich von der linken Hälfte genau unterscheiden lassen (s. S. 52). Abb. 33 zeigt bei geringer Vergrößerung einen vertikalen Querschnitt durch das Septum des Herzchens, rechts sind die auch viel dünneren, enger zusammenhängenden, blasseren Muskeln der linken Kammer, links die lockeren, breiteren, dunkler gefärbten rechtsseitigen Fasern. Man kann auf solchen Schnitten fast überall die Grenzlinie, natürlich nicht in gerader Linie, zwischen rechts und links verfolgen.

Herr Dozent HAMPERL des Wiener pathologisch-anatomischen Institutes, dem ich diesen Befund erwähnte, zeigte mir ein ähnliches Bild von starkem Unterschied zwischen rechts und links bei einer Mitralstenose, braune Atrophie der Fasern links, mächtige Hypertrophie rechts. An der rechts-linken Grenze liegen die Fasern häufig nebeneinander, nur von einer Art Raphe, an die sich beide Formen anheften, getrennt. Die hypertrophischen Fasern rechts waren bis dreimal so breit wie die geschrumpften Fasern an einer entsprechenden, benachbarten Stelle links, was sich auch photographisch sehr überzeugend demonstrieren läßt.

Auch von einer anderen anatomischen Seite, und zwar von E. KIRCH (34) wird die gleiche Ansicht sehr klar und nachdrücklich in folgenden Worten ausgesprochen: „Diese Befunde in beiden Gruppen (der einseitigen Links- und Rechtsinsuffizienz) bilden einen neuen Beweis dafür, daß die Unabhängigkeit der einzelnen Herzabschnitte voneinander sich auch bei den verschiedenen Formen der Herzhypertrophie bemerkbar macht und daß von einem „Mithypertrophieren" eines Herzabschnittes mit einem anderen gar keine Rede sein kann. Es gilt dies also für die rechtsseitige Hypertrophie in gleicher Weise wie für die linksseitige."

Wo bei linksseitiger Hypertrophie auch das rechte Herz hypertrophiert (oder umgekehrt), sucht KIRCH logischerweise nach einem besonderen Grund für letzteres und kann diesen auch häufig nachweisen oder wahrscheinlich machen.

Es ist also klar, daß man sich in dieser Sache nicht auf das Fehlen des anatomischen Substrats berufen darf: es handelt sich überhaupt nicht um eine Möglichkeit, sondern um eine nachweisbare Tatsache.

Was nun die klinische Seite dieser Größenverschiedenheit von rechtem und linkem Herzen betrifft, so begegnet man ihr am Krankenbette gar nicht selten, nur sind nicht bei allen Herzleiden die Verhältnisse so klar und eindeutig; es gibt Zustände genug, in welchen eine sicher uniforme Schädigung das ganze Herz befällt und nur das rechte Herz die leidende Partei bleibt, welche die Richtigkeit der hier gegebenen Erklärung dokumentieren können. Zu erwarten wäre dieser Typus bei allgemeiner Myokarditis (im weiteren Sinne). Tatsächlich zeigt das Diphtherieherz aus den ersten Tagen der Infektion den gebuckelten Conus arteriosus dexter. [H. CHIARI (11), der das Beriberi-Herz aus meinem Material kannte, fiel sofort die Ähnlichkeit beider Herzen auf.] Die seltene akute Herzdilatation im ersten Stadium von Infektionskrankheiten hat wahrscheinlich dieselbe Form, denn in solchen Fällen zeigt die Perkussion eine sehr intensive Dämpfung und eine Verschiebung der Lungengrenzen (breite absolute, schmale relative Dämpfung). Diese Vergrößerungen pflegen bei nicht malignem Verlauf in ganz kurzer Zeit zu verschwinden.

Nur können sie auf zu früh erlaubte körperliche Arbeit auf einmal wieder da sein und, wie bei der Beriberi, unmittelbare Gefahr mit sich bringen.

Eine andere Form gleichmäßiger Schädigung, nämlich die paroxysmale Form der Tachykardie und des Vorhofflimmerns, zeigt uns den rechtsseitigen Typus mit größter Deutlichkeit. Beide können durch äußerst beschleunigte Herztätigkeit bzw. durch Aufhören der Vorhoftätigkeit und raschen, unregelmäßigen Kammerrhythmus das Schlag- und Minutenvolumen bedeutend herabsetzen, und zwar in beiden Hälften. Auch hier entwickelt sich absolut gesetzmäßig die rechtsseitige Erweiterung, bei langer Dauer des Anfalls auch Stauung im großen Kreislauf (Leberschwellung und -druckempfindlichkeit); *dabei bleibt der Lungenkreislauf ungestaut*, Dyspnoe fehlt oder wird sogar herabgesetzt, wo sie vorher unerträglich schwer war (bei Mitralstenose!). Gerade das anfallsweise Auftreten dieser Störungen ermöglicht eine korrekte Feststellung der einsetzenden Veränderungen am Herzen, um so mehr, weil Anfang und Ende der Anfälle meist plötzlich, ohne Übergangsstadium, eintreten. Es gibt Fälle von hochfrequenter, paroxysmaler Tachykardie, in welchen die Brustwand links vom Sternum hoch gewölbt, die Lungengrenzen zurückgeschoben sind, wo rascher, kleiner Puls, schlagende Halsvenen, druckempfindliche Leber vorhanden sind, hingegen auf den Lungen weder Dämpfung noch ein einziges Rasselgeräusch zu hören ist. Gelingt es durch Carotisdruck den Anfall abzuschneiden, so verschwinden alle Erscheinungen derart *schlagartig,* daß man das erste Mal seinen Augen nicht traut. Der plötzliche Umschlag des Zustandes kann jeden Beobachter davon überzeugen, daß diese Vergrößerung des rechten Herzens und die ausschließliche Rechtsinsuffizienz mit Leberstauung reelle Erscheinungen sind. Auch beweist dieses klinische Experiment, daß es sich hier um einen Vorgang handelt, der auf einem *physiologischen* Gesetz beruht, welchem man in den verschiedensten Zuständen des *ganzen* Herzens begegnen kann[1]. Allerdings soll man, wenn es einmal nicht gesetzmäßig zuzugehen scheint, nicht das Gesetz umwerfen, sondern der Ursache der scheinbaren Ungesetzlichkeit nachforschen. Wenn der Patient während der paroxysmalen Tachykardie schwere Kurzatmigkeit bekommt, sogar Lungenödem, kann man sicher sein, daß irgendein schädlicher Einfluß auf das linke Herz einwirkt; meistens ist es eine starke Blutdruckerhöhung bei ständiger Hypertonie. Dadurch ist die gleichmäßige Schädigung nicht mehr vorhanden und damit die Prämisse entfallen.

Ganz abgesehen von vorhandener Schädigung des Herzens kann der Beriberi-Typus, oder wenigstens der hier behandelte Größenunterschied der beiden Herzhälften durch peripher zirkulatorische Vorgänge hervor-

---

[1] Die erste Beobachtung dieses Experiments wurde im Dtsch. Arch. klin. Med. **101**, 402 (1910) unter dem Titel „Über eine kritische Frequenz des Herzens" veröffentlicht. Da der Carotisdruck nicht immer Erfolg hat, könnte auch die intravenöse Chininjektion angewendet werden.

gerufen werden. Bei der Beriberi ist der zweite Hauptfaktor des Versagens des Herzens die überaus starke Zufuhr von Blut aus der Peripherie, welche das rechte Herz überschwemmt. Im nächsten Abschnitt wird die Genese dieser Störung erörtert werden; es sei jedoch schon hier darauf hingewiesen, daß ein ähnlicher Blutschwall beim M. Basedow zum Herzen strömt. Auch hier findet man die Tachykardie, den niedrigen Minimaldruck, die tönenden Arterien, ein vermehrtes Minutenvolum. Solange das Herz gesund bleibt, kann es die Mehrzufuhr vollständig weiterbefördern; auf die Dauer jedoch leidet das Herz durch die Toxikose, es wird erweitert und kann schließlich versagen. Im Röntgenbild wird ein beiderseits vergrößerter Herzschatten gefunden, doch sieht man in solchen Bildern den linksseitigen „Pulmonalschatten“, der als erweiterter Conus arteriosus, nicht als linkes Herzohr (Parkinson) zu deuten ist. In einer von Cookson (13) vor kurzem publizierten Photographie eines solchen Herzens erkennt man sofort den sehr stark erweiterten und gebuckelten rechten Conus arteriosus, der unseren Beriberi-Bildern täuschend ähnlich sieht.

Das Beriberi-Herz mit seinem übertriebenen Größenunterschied zwischen rechts und links ist also ein Typus, der einerseits durch Funktionsstörung des Myokards, andererseits auch durch allzu starke Zufuhr von Blut zum Herzen hervorgerufen wird. Das Gesetzmäßige in der Genese läßt sich aus Befunden bei den verschiedensten Krankheiten erkennen. Der *Typus* war aber bis jetzt ungenügend berücksichtigt und als solcher auch nicht erkannt. Er ist auch wohl in keinem Herzen so eindeutig und in solchem Ausmaße ausgeprägt, wie gerade bei dieser, für die Forschung nicht überall zugänglichen Krankheit. Einmal anerkannt, wird man ihn immer wieder am Krankenbett oder am Seziertisch nachweisen können.

c) Das arterielle „Gefäßsyndrom“.

Die Kreislauf- und Gefäßsymptome, die uns in den frischen Fällen der Beriberi entgegentreten, sind nicht weniger von Bedeutung als die Vorgänge am Herzen selbst. Sie haben auch nicht weniger als diese die Aufmerksamkeit auf sich gezogen. Der Adrenalinversuch nach Aalsmeer hat es ermöglicht, alle diese Symptome in einem akuten klinischen Experiment zu steigern oder sie nach ihrem Verschwinden bei vorgeschrittener Besserung noch einmal auf kurze Zeit auftreten zu lassen. Der Pitressinversuch hat die genau entgegengesetzte Wirkung gezeigt und läßt sie noch rascher verschwinden. Mit ihrer Hilfe müßte es nun endlich möglich sein, mit ziemlicher Sicherheit die Kreislaufvorgänge der Beriberi zu durchblicken. Anfänglich haben wir uns darauf beschränkt, einen ungenügenden Tonus der Arteriolenwand, eine zu geringe Drosselung der arteriellen Blutzufuhr für die Entstehung der Symptome verantwortlich zu machen; jetzt kommt es darauf an, die Vorgänge näher zu studieren.

Das „Gefäßsyndrom“ der Beriberi (wie AALSMEER es kurz bezeichnet) wird von folgenden Faktoren aufgebaut: *Der Puls ist celer et altus* mit seinem relativ hohen systolischen und absolut erniedrigten diastolischen Blutdruck; der *Pulsdruck* (Amplitude) ist höher als normal, meistens ist eine *hohe Frequenz des Herzens* vorhanden. Die *Arterien* bringen beim Eintreten der Pulswelle *Töne* hervor, die je nach dem Grade der bestehenden Störung mehr oder weniger laut sind und weiter oder weniger weit in die Peripherie hinein hörbar werden. Die *Strömungsgeschwindigkeit scheint örtlich erhöht* zu sein, der *Venendruck ist gesteigert.* In vielen Fällen ist auch der sog. „Capillarpuls“ wahrnehmbar.

Im ganzen entspricht dieses Syndrom dem typischen Zustand des Kreislaufs bei Insuffizienz der Aortenklappen, dem „CORRIGANschen Puls“. Es kommt auch bei anderen Krankheiten vor, beim Morbus Basedowi, bei anämischen Blutkrankheiten, bei Sepsis und in Shockzuständen, bei psychischer Aufregung, im Fieber; es gehört auch zur Kreislaufstörung bei dem arteriovenösen Aneurysma. Diese Krankheiten müssen also bei aller Verschiedenheit doch eine oder mehrere Besonderheiten gemeinsam haben. Wollen wir diesen gemeinsamen Faktor kennenlernen, so bieten die einfachen, anatomischen Anomalien, Aorteninsuffizienz und arteriovenöses Aneurysma dazu die beste Aussicht auf Erfolg. Bei der *Aorteninsuffizienz* wird die Erscheinung folgenderweise erklärt: Nach der systolischen Füllung der proximalen Aorta schließt sich das dreiklappige Aortenventil nicht, ein Teil des Blutes wird in den eben entleerten, vergrößerten, linken Ventrikel zurückgeworfen. Durch diesen Vorgang kann der Druck während der Herzdiastole in dem zentralen Aortenabschnitt nicht hochgehalten werden, denn die Aorta entleert sich in zwei Richtungen und verliert dadurch einen Teil ihrer Wandspannung. Außerdem soll bei diesem Klappenfehler mit seinem großen Schlagvolumen auch die arterielle Peripherie erweitert sein, was nach ELIAS wahrscheinlich auf reflektorischem Wege vom Carotissinus ausgeht, welches Organ auf größeres Schlagvolumen mit Blutdrucksenkung reagiert. So fließt nicht nur ein Teil des in die Aorta geworfenen Schlagvolumens zentralwärts zurück, sondern es wird vielleicht auch der mehr periphere Teil der Arterien extra schnell stromabwärts entleert.

Eine noch durchsichtigere Form pathologisch schneller Entleerung des Aortenbezirkes wird von einer *direkten Kommunikation zwischen arteriellen und venösen Blutbahnen* (Aneurysma arteriovenosum) verursacht; es handelt sich hierbei um einen regelrechten Kurzschluß, der bei angeborenen Herzdefekten und bei offenem Ductus Botalli von allem Anfang an vorhanden ist oder sich nach Verletzungen oder eitrigen Entzündungsprozessen an den Gefäßen entwickeln kann. Da der Druck im arteriellen System höher ist als im venösen, fließt Blut aus ersterem in letzteres über. Dadurch verläßt ein Teil des arteriellen Blutes, welches den Weg durch die Arteriolen, Capillaren und Venen zurückzulegen hätte, vorzeitig die arterielle Bahn. Die Folgen sind, so weit sie uns hier interessieren:

a) Der periphere Kreislauf stromabwärts vom Kurzschluß wird weniger gefüllt, weil ihm ein Teil des Blutes vorenthalten wird.

b) Der diastolische Blutdruck sinkt, ceteris paribus, weil durch die Kommunikation mit den weiteren, unter geringerem Druck stehenden Venen der Widerstand im arteriellen System geringer ist als im normalen Zustand. Das gilt für die ganze arterielle Bahn, sowohl stromauf- als stromabwärts der arteriovenösen Verbindung.

c) Durch das verfrühte Eintreten von Blut unter arteriellem Druck wird der Druck in den Venen erhöht.

d) Das rechte Herz bekommt auf dem Wege des zentralen Venenabschnittes in der Zeiteinheit mehr Blut und unter höherem Druck und reagiert darauf, den dynamischen Gesetzen des Herzens entsprechend, mit Erweiterung und Mehrarbeit.

e) In der abnorm rasch entleerten arteriellen Bahn tritt der Pulsus celer auf, der die Arterienwand infolge der verminderten Wandspannung beim Passieren der Pulswelle zum Tönen bringen kann.

f) Ist es im gegebenen Falle möglich, das „Leck“ zwischen Arterie und Vene durch Druck zu schließen, dann verschwindet das ganze Syndrom schlagartig, der Normalzustand des Kreislaufs tritt sofort ein. Die gelungene chirurgische Schließung der arteriell-venösen Aneurysmen hat den gleichen bleibenden Erfolg.

Diese *rein anatomische* Anomalie zeigt somit in reinster Form die hämodynamischen Folgen einer vorzeitigen Entleerung des arteriellen Gebietes, denn es fehlen dabei alle sonst hinzukommenden andersartigen Wirkungen vollständig. Dasjenige, was Aorteninsuffizienz und arteriovenöser Kurzschluß gemeinsam haben, ist die überrasche Entleerung des arteriellen Kreislaufschenkels; der Unterschied zwischen beiden ist, daß bei der ersten diese pathologische Entleerung nach *rückwärts, stromaufwärts* zustande kommt, bei der zweiten das Blut der arteriellen Bahn *seitwärts* entrinnt.

Die dritte Möglichkeit ist das allzu rasche Abfließen des Blutes *stromabwärts,* den natürlichen, meistens erweiterten peripheren Bahnen entlang; sie ist bei der Beriberi und bei M. Basedow und Hyperthyreose verwirklicht. Bei beiden Kreislaufformen ist das Syndrom identisch; als Ursache wird bei beiden eine Stoffwechselstörung angenommen, bei M. Basedow endokriner Natur, vielleicht auch bei der Beriberi (s. später). Der Adrenalinversuch Aalsmeers und das Pitressin können auch beim Basedow positiven Erfolg haben. Man kommt unwillkürlich auf den Gedanken, ob nicht die Beriberi mit Hyperthyreose einhergeht, was aber nicht der Fall ist. Trotzdem ist die Pathogenese höchstwahrscheinlich gänzlich verschiedener Natur. Ein Hauptunterschied ist, daß das Basedowherz lange leistungsfähig bleibt und, wie wir sahen, das ganze ihm zugeführte Blut verarbeitet, das Beriberi-Herz gerade zu Anfang der Erkrankung, also von vornherein Kraft und Tonus verliert und bald versagt.

Kurz zusammenfassend finden wir also das arterielle Syndrom zwar als ein wohl umschriebenes Ganzes, jedoch von verschieden gruppierten „Koeffizienten" ins Leben gerufen. *Hypertonie* nach PAL (starker Tonus der Gefäßwand) ist natürlich der Antagonist dieses Syndroms. Eine feste Gefäßwand läßt den Ton nicht aufkommen, hält das Wegrinnen des Blutes auf und den diastolischen Druck auf Niveau. Man darf aber nicht einfach von Atonie der Arterienwand sprechen, sondern soll zwischen aktiver muskulärer Spannung und passiver Wandspannung (durch Seitendruck der Blutsäule) unterscheiden. Herabsetzung des Gefäßtonus läßt ceteris paribus die Arterie systolisch mehr erweitert werden; geringe Wandspannung läßt sie diastolisch zusammenfallen. Das immer weiter in der Peripherie Hörbarwerden der Gefäßtöne beim Adrenalinversuch, bei körperlicher Arbeit oder spontaner Verschlechterung des Kreislaufzustandes soll meines Erachtens nicht aus peripherwärts fortschreitender *Atonie* der Arterienwand erklärt werden, sondern aus dem schnelleren Abfließen des Blutes, wodurch immer peripherere Gefäße ihre diastolische Wandspannung verlieren. Unter sonst gleichbleibenden Bedingungen werden schon dadurch das Lauterwerden der Arterientöne und ihr Fortschreiten in die Peripherie erklärt. Aber gerade bei diesem Punkte ist noch ein anderer Faktor im Spiele, dessen Rolle wir noch kurz besprechen müssen.

Der dritte Mitarbeiter zum Gefäßsyndrom ist ein genügend kräftiger linker Ventrikel, der schließlich und endlich die Energie, die treibende Kraft für das Zustandekommen kräftiger Pulse und knallender Töne aufzubringen hat. In der letzten Zeit hat AALSMEER die Notwendigkeit, mit diesen Tatsachen zu rechnen, stark betont. Es war ihm aufgefallen, daß in gewissen schweren Beriberi-Fällen die Adrenalinreaktion ausblieb, während die Beriberi zweifellos noch reichlich vorhanden war. Da für das Zustandekommen des Syndroms ein großes Druckgefälle (AALSMEER spricht vom Kreislauf-Gradienten) in der arteriellen Bahn vorhanden sein muß, könnte das Fehlen einer kräftigen Herzaktion der Grund des Ausbleibens der Reaktion sein. Die schon genannten Faktoren setzen die untere Stufe, den Fußpunkt des Gradienten, herab, der Gipfel aber muß durch kräftige Tätigkeit der linken Kammer geliefert werden. Die Richtigkeit dieser Vorstellung zeigte sich, als Hinzufügung von Kardiazol zum Adrenalinversuch bei solchen Versagern das Syndrom in aller Vollkommenheit hervorrief.

Bis jetzt waren die Vorgänge beim Adrenalinversuch von uns hauptsächlich einer allerdings paradox anmutenden, erweiternden Wirkung des Adrenalins auf die Arteriolen zugeschrieben worden. AALSMEER fragt sich nun, ob nicht die Stärkung des Herzens durch Adrenalin dazu genügen würde und beruft sich dabei auf die pharmakologische Wirkung dieses Mittels, die imstande wäre, den „Gradienten" und dadurch auch die Gefäßphänomene exquisit zu steigern. Ich bin eher der Meinung, daß die bei Beriberi schon bestehende Erweiterung der Abflußbahnen unter Adrenalinwirkung zunimmt. Wäre das nicht der Fall, so müßte nach der bekannten Formel $P = V_s \times W$, bei Vergrößerung des Minutenvolums (V_s) und gleichbleibendem Widerstand (W), der diastolische Blutdruck (P) steigen. Statt dessen findet man zwar in einer Anzahl von Versuchen ein allmähliches Steigen des maximalen Blutdruckes, jedoch eigentlich immer einen bedeutenden Sturz des diastolischen Druckes, der auf Abnehmen des Widerstandes durch Gefäßerweiterung stromabwärts beruht und das Steigen des Venendrucks und das Hörbarwerden der Arterientöne bis weit in die Peripherie möglich macht. *Wie* nun das Adrenalin diesen Einfluß ausübt, ist schwer zu sagen; was jetzt darüber bekannt geworden ist, läßt dieses Mittel als einen etwas unzuverlässigen Gast erscheinen, der unter verschiedenen Bedingungen sehr verschiedene Reaktionen hervorrufen kann. Daß die Reaktion ein Paradoxon darstellt, soll nicht dagegen sprechen und die Schuld wäre auch nicht dem Mittel, sondern unserer noch nicht auf der erwünschten Höhe stehenden Einsicht zuzuschreiben.

Bei der klinischen Beurteilung der Kraft (des Myokardzustandes) der linken Kammer wundert man sich häufig über deren große Arbeitsfähigkeit, die noch einen so hohen systolischen Druck liefert. Man soll jedoch dabei die Tatsache berücksichtigen, daß die Aorta sich so rasch entleert, der diastolische Druck so tief sinkt, daß der der linken Kammer gebotene Widerstand sehr niedrig wird, was konform den dynamischen Gesetzen das Schlagvolum vergrößert; daher stammt auch die häufig kräftig an den Fingern schlagende Pulswelle. Die Anspannungszeit bis zur Eröffnung der Semilunarklappen dauert nur kurz (weil die Klappen schon bei geringer Anspannung der Kammerwand ausweichen). Die Entleerung des Herzens, die den Anstieg der Welle beherrscht, ist beschleunigt, weil die Aorta infolge ihrer geringeren Füllung das ihr zugeworfene Schlagvolum glatt „schluckt“. Es mag noch hinzugefügt werden, daß im allgemeinen bei einer solchen rasch verlaufenden Herzkontraktion bei geringem arteriellen Widerstand der erste Ton am Herzen klappend wird.

Das arterielle Syndrom verlangte unsere Aufmerksamkeit nicht nur, weil es eine der beim Beriberi-Patienten so auffallenden Erscheinungen ist, sondern auch, weil es Teil hat an der für das Herz so fatalen Steigerung der Blutzufuhr zum Herzen und des Venendruckes. Auch an und für sich wird es in der Literatur häufig und eingehend besprochen; so hat Brosse[1] in einer größeren Abhandlung das ganze Problem des peripheren Syndroms bei Aorteninsuffizienz auseinandergesetzt. Neter und Schneyer (42) fanden bei experimenteller Aorteninsuffizienz und künstlicher Hyperthyreose nach Adrenalininjektion die Amplitude verkleinert, den diastolischen Druck erhöht, hingegen bei Patienten mit diesen Krankheiten eine Zunahme der Amplitude und eine Verstärkung der Arterientöne, die bis zu einem Manschettendruck = 0 auftraten, während sie vor der Injektion unter 50 mm Hg nicht mehr hörbar waren; auch traten die Töne früher nach der Herzsystole auf als vorher. Die Autoren können sich den Widerspruch zwischen

---

[1] Brosse, Thér: Le syndrome périphérique de l'insuffisance aortique. Thèse de Paris **1932**.

Experiment und Klinik nur dadurch erklären, daß die Messung des diastolischen Druckes beim Menschen eine unzuverlässige ist, ,,weil das Adrenalin grundsätzlich beim Menschen wie beim Tier dieselben Wirkungen ausübt". Ohne diese Grundsätzlichkeit zu verneinen und die Messung des diastolischen Druckes als eine vollkommene anzusehen, muß doch darauf hingewiesen werden, daß gerade Adrenalin in pathologischen Zuständen beim kranken Menschen ganz verschiedene, ja paradoxe Wirkungen haben kann. Man soll nur Tonbildungsdruck und diastolischen Druck, die beide ihre eigenen Gesetze haben, auch dementsprechend als verschiedenartige Werte studieren.

In einer eben erschienenen Arbeit von GIESEN[1] wird eine sehr schöne photographische Methode zur Registrierung der tonoszillatorischen Pulsbewegungen angegeben und das Problem des diastolischen Druckes kritisch betrachtet.

Eine nicht unwichtige Beobachtung über das Syndrom bei der Aorteninsuffizienz machte GERALDY (21): in den meisten Fällen ruft das Hochheben des Armes ein Lauterwerden der Arterientöne und eine Verstärkung der Pulswellen zum Vorschein. Beim normalen Menschen ist das umgekehrte der Fall, beide werden gesteigert durch Senkung des Armes, infolge der Unterstützung der Pulsenergie durch die Schwerkraft. Zur Erklärung zieht GERALDY die Tatsache heran, daß das Zurückfließen von Blut aus der Aorta beim Armheben durch die Schwerkraft verstärkt wird; die Arterie entleert sich dadurch noch schneller, daher das Lauterwerden der Töne, das kräftigere Schlagen der Pulse. Diese Beobachtung läßt sich ohne Mühe bestätigen; wo Arterientöne vorhanden sind, werden sie meistens deutlich, oft bedeutend stärker; fühlt man dabei den Puls am gehobenen Arm, so spürt man sofort das stärkere Klopfen. Beim Kontrollieren dieser Erscheinung fand ich nicht selten eine bestimmte Hubhöhe des Armes als die optimale für diese Verstärkung; so fand ich z. B. das lauteste Tönen am *beinahe* vertikalen Arm, bei noch höherem Stande aber eine bedeutende Abnahme; vielleicht wurde in diesem Falle die Arteria axillaris beim Schultergelenk etwas verengt; sonst aber wird die optimale Lage leicht aus dem Verhältnis des schnelleren Zurückfließens erklärt, das Verstärkung und Abschwächung der Pulsenergie, des Tönens und der Pulsationen erwirkt. Das ganze Phänomen zeigt sich viel deutlichei beim stehenden, als beim flach liegenden Patienten, wohl deswegen, weil beim Liegen der Rückfluß wohl hauptsächlich von der Bauchaorta bestritten wird; beim Stehen weniger, weil der Rückfluß aus diesem Gefäß dann die Schwerkraft zu überwinden hat; für die Armarterien gilt natürlich das Umgekehrte.

Die hier geschilderte Erscheinung ist insoweit für unseren Gegenstand von Bedeutung, als sie bei M. Basedow und Beriberi nicht vorkommen darf, wenn unsere Auffassung des raschen Abfließens des Blutes *in die Peripherie* richtig ist; denn das Armheben muß dann diesen Abfluß *hemmen*. Tatsächlich habe ich sie bei Hyperthyreose und Basedow vermißt; durch Mangel an Fällen habe ich das bei der Beriberi nicht kontrollieren können. Es könnte somit das von GERALDY gefundene Symptom ein Hilfsmittel sein zur Erkennung verschiedener Formen der Tonbildung in der Arterie. Jedenfalls ist der Nachweis, daß das Zurückfließen des Blutes ins erweiterte linke Herz sich soweit peripher bemerkbar macht, für die Erklärung des arteriellen Syndroms nicht unwichtig, denn man glaubt vielfach, daß dazu die zurückströmende Menge Blutes dazu zu gering sei (s. Nachtrag 4).

Das vergrößerte Minutenvolum wird in der modernen Kreislaufforschung als einer der wichtigsten und bedenklichsten Faktoren im Spiel der Kreislaufstörungen bei der ,,Dekompensation" und anderen Zuständen angeführt. Es scheint jetzt wohl festzustehen, daß überall

---

[1] GIESEN, J. TH.: Bloedsdrukmeting, Het oscillotonogram. Doctordiss. Amsterdam 1934.

dort, wo der Organismus eine reichlichere Blutversorgung zum Zwecke einer größeren Sauerstoffzufuhr verlangt, nicht nur die Herzfunktion gesteigert, sondern auch die Drosselung der arteriellen Peripherie gelockert wird, um das Blut schneller kreisen zu lassen. Auch wird in denjenigen Kreislaufbezirken, wo Blut gespeichert oder wo es nur langsam geflossen ist, dieses mobilisiert und in die Hauptstraßen des Kreislaufs geworfen. Der Kreislauf wird dadurch zugleich beschleunigt und vergrößert, ob mit oder ohne größerem Schlagvolum, hängt von der Schlagfrequenz ab. Dieser Vorgang stellt die typische, physiologische Reaktion auf körperliche Arbeit dar. Diese Vergrößerung der in der Minute das Herz passierenden Blutmenge macht sich nun auch bei allerlei anderen, physiologischen und pathologischen Zuständen bemerkbar, bei erhöhter psychischer Tätigkeit, Angst, Aufregung, Erwartung usw., besonders aber dort, *wo infolge ungenügender Kreislauftätigkeit* das Bedürfnis nach mehr Sauerstoff von den regulierenden Zentren empfunden wird. Von den dazu bestellten Regulatoren (Atemzentren, Vasomotorenzentren, Carotissinus usw.) gehen dann die Befehle aus, ohne Rücksicht auf ein eventuell der vergrößerten Aufgabe nicht gewachsenes, krankes Herz. HAYASAKA und INAWASHIRO (25) haben, nach den jetzt allgemein eingeführten Methoden arbeitend, im „Acme“[1] der Beriberi ein solches vergrößertes Minuten- und Schlagvolum nachgewiesen!

Dieser Befund zwingt uns, unsere Vorstellungen über Herzinsuffizienz überhaupt zu ändern und in dem speziellen Fall der Beriberi unsere Ansichten über die ungenügende Funktion des rechten Herzens und der geringen Füllung des Lungenkreislaufes und des linken Herzens zu korrigieren [WENCKEBACH (58)]. Der älteren Ärztegeneration ist es nicht leicht gefallen, sich mit dieser Tatsache der vergrößerten Leistung eines erkrankten Herzens zu befreunden; allerdings gab sie uns eine Erklärung für die stark zunehmende „Dekompensation“ solcher Herzen, die auf einfache Digitalisbehandlung prompt reagierten und dadurch zeigten, ein noch brauchbares Myokard zu besitzen. Die Hinzufügung der Bezeichnung „verhältnismäßig“ zu „Herzinsuffizienz“ macht es uns leichter, die Vorgänge zu verstehen. Die ungenügende Herztätigkeit verhindert, wie wir sahen, die mit den besten Absichten angewandten Regulierungs-maßnahmen nicht im geringsten. Im Gegenteil, das erkrankte Herz wird gezwungen, trotzdem eine noch größere Arbeit zu verrichten, *bringt das auch noch einige Zeit zustande,* jedoch verhältnismäßig ungenügend, denn das *vergrößerte Schlagvolumen* ist immer noch nicht groß genug, um das ganze, zum Herzen geführte Blut restlos aufzuarbeiten: daher

---

[1] Was von den japanischen Forschern als Acme betrachtet wird, ist nicht näher angedeutet. Man soll offenbar das „Shôshin“ darunter nicht verstehen, denn in diesem letzten Höhepunkt der Krankheit findet man vielleicht im Anfang noch klopfende Herzen und Pulse, bald verschwindet diese Erscheinung infolge eintretendem Versagen des Herzens, der Puls wird immer kleiner, schließlich unfühlbar, mit der Vergrößerung des Minutenvolums ist es längst aus.

die Stauung in und stromaufwärts vor dem Herzen. Daß darunter das Herz progressiv leiden muß, ist ganz selbstverständlich. Von diesem Gesichtspunkte aus wird es uns erst recht klar, wie sehr das wehrlose Herz bei der Beriberi, und namentlich wenn der Patient körperliche Arbeit verrichten muß, geschädigt wird und in unmittelbare Lebensgefahr gerät. Die Schädlichkeit wird zum Teil vom linken Herzen gesteigert, weil dieses, wie wir sahen, auf Kosten des rechten Herzens weniger leidet und länger imstande bleibt, das zugeführte Blut weiterzubefördern und dadurch zwar einerseits den Lungenkreislauf glatt ausschöpfen, andererseits im großen Kreislauf einen noch ansehnlichen systolischen Blutdruck aufrecht erhalten kann. Hier wirkt nun auch die im ernsteren Fall und beim Adrenalinversuch starke Beschleunigung des Blutströmens ungünstig, denn dadurch wird das vom linken Herzen beförderte Blut mit größerer Geschwindigkeit dem Stauungsgebiet vor dem Herzen zugeführt und, wie wir sahen, unter sehr hohem Venendruck. Die Realität dieses Vorganges und auch seine Hauptursache, der fehlende Widerstand in den Arteriolen, wird glatt erwiesen durch den Erfolg der Pitressininjektion, die diesem Treiben durch Drosselung der arteriellen Querschnitte ein sofortiges Ende bereitet.

Bevor wir nun von allen diesen Komponenten der Gefäßerscheinungen Abschied nehmen, erscheint es angebracht, zu überlegen, ob nicht neben der Vis a tergo aus dem arteriellen System, auch die eigene Tätigkeit der Venen diesen Ansturm auf das Herz zustande bringen könnte. Es ist hier nicht die Stelle, dieses lästige Problem ausführlich kritisch zu behandeln, jedoch möchte ich kurz meine diesbezügliche Stellungnahme vorbringen, um so mehr als einige Verfechter der Theorie des „peripheren Herzens" nach dem Erscheinen meiner vorläufigen Mitteilung ihre Vorstellungen sofort auf die hier beschriebenen Erscheinungen anzuwenden versuchten. Wer das Bestreben einer solchen wirklichen Unterstützung der fortschreitenden Blutwelle seitens der Venenwand beweist, dem werde ich gerne zustimmen; für den Augenblick aber halte ich den Beweis für noch nicht geliefert. Das gilt namentlich für die Beobachtungen der „venemotorischen" Einflüsse auf den Kreislauf, die in den letzten Jahren bekannt geworden sind und vielleicht etwas zu wenig kritisch verwendet werden. Es war von vornherein selbstverständlich, daß die mit Muskelwand versehenen Adern ihre Rolle bei der Regulierung des Kreislaufes und bei der Verteilung des Blutes auf die verschiedenen Abschnitte des Kreislaufapparates zu spielen haben; ebenso selbstverständlich ist das Bestehen nervöser Mechanismen, welche den Venenquerschnitt zweckmäßig einzustellen haben. Daß Verengerung eines großen Venengebietes bedeutende Blutverschiebung hervorruft, ist klar; im Augenblicke selbst bekommt ein anderes Gebiet, vor allem das Herz, eine größere Blutmenge zu verarbeiten; das Umgekehrte ist, wie lange bekannt, bei Erschlaffung größerer Venengebiete der Fall. Daß dadurch mehr als eine einmalige und einseitige

„Förderung" des Kreislaufes eingeleitet wäre, ist nicht wahrscheinlich; erst wenn Erweiterung und Verengerung rhythmisch abwechselnd auftreten würden, könnte mit Hilfe der Venenklappen eine Art Pumpwirkung und ein gewisser Grad der Kreislaufförderung eintreten. Auch kann man nie aus einfacher Verengerung eines Gefäßgebietes postulieren, ob eine Hemmung oder, wie häufig behauptet wird, eine Förderung der Durchblutung stromabwärts stattfinden wird. Je enger der Weg, um so höher ist der Druck stromaufwärts, um so geringer die Quantität abströmenden Blutes und umgekehrt. Ich pflege das so auszudrücken, daß man durch die Verengerung zwar stromaufwärts an Volt gewinnt, jedoch entsprechend an Ampère verliert und umgekehrt. Das arterielle System mit seinen schweren Aufgaben und den sich immer verzweigenden und, je weiter man in die Peripherie eindringt, enger werdenden Kanälchen verlangt vor allem eine hohe Voltage, um das ausgedehnte, vor ihm liegende Gebiet von Capillaren und kleinen Venen zu berieseln. Für die Venen, mit ihren in der Stromrichtung weiter werdenden Kanälen genügt ein geringes Druckgefälle; es kommt auf eine möglichst hohe Ampèrezahl an, da das Blut aus der Peripheri zum Herzen möglichst vollständig zurückgeleitet werden soll. Daß dafür, je nach der Zufuhr, ein verschiedenes Kaliber der Leitung notwendig ist, ist eben wieder selbstverständlich; Verengerung wird hier wohl mehr geeignet sein zu hemmen, als zu fördern.

Meines Erachtens haben wir Alten die Vis a tergo im Venensystem stark unterschätzt; fragt man warum, so kann ich nur sagen, weil wir alle der Meinung waren, daß beim Kreisen das *ganze* Blut *alle* Capillaren passieren muß, um an die venöse Seite zu gelangen. Wo wir jetzt anderes gelernt haben, sind wir auch bereit, diejenigen Vorgänge, an die wir nicht glaubten, die kürzeren und weiteren Hauptstraßen, die arteriellen Pulswellen im Venensystem sogar als selbstverständlich anzunehmen. Gerade der Zustand des Kreislaufs in schweren Beriberi-Fällen liefert uns ein durchsichtiges und lehrreiches Bild: Die aus der Peripherie kommenden Venen, noch weit entfernt vom zentralen Stauungsgebiet, führen das Blut schnell ab unter dem rhythmischen Druck der Arterien. Wo man die Intervention der Venenwandungen erwarten könnte, ist von allem Anfang an nichts davon zu spüren, im Gegenteil, nur äußerste passive Dehnung. Hüten wir uns also vorerst noch, ohne neue Tatsachen HARVEY und seine Lehre der Herzwirkung zu unterschätzen, wozu die Freunde des peripheren Herzens eine lebhafte Neigung verraten.

Vielleicht wird bei dieser Frage zu sehr vergessen, daß die kräftige, elastische Wand des arteriellen Systems unter allen Bedingungen, auch bei einem noch so schwachen linken Herzen, ihren Inhalt noch ins venöse Gebiet hineinpressen kann. Das gilt sogar für das endgültig stillstehende Herz, denn nach dem Tode werden, so haben wir es schon in der Jugend gelernt, die Arterien leer, die Venen gefüllt gefunden.

Das letzte Problem: „*Wodurch kommt die Insuffizienz der arteriellen Drosselung zustande?*" kann noch nicht befriedigend beantwortet werden. Nach den Resultaten der modernen Kreislaufforschung sind Stoffwechselanomalien in denjenigen Organen, die für ihre Tätigkeit am meisten

Sauerstoff brauchen (vor allem den Skeletmuskeln) die Ursache einer Säuerung des Blutes, eine Änderung der Wasserstoffionen-Konzentration im Blute. Diese Stoffwechselanomalien können primär durch einen mangelhaften Chemismus der Muskeltätigkeit entstehen, es kann aber auch das schon Vorhandensein einer beginnenden Kreislaufinsuffizienz die Ausnützung des O_2 im Muskel herabsetzen und dadurch den Chemismus stören. Folgen davon sind der ungenügende Wiederaufbau des bei der Muskeltätigkeit abgebauten Glykogens, eine Säuerung des Blutes (u. a. Milchsäure) und das Einsetzen einer größeren Blutzufuhr zum Herzen, die ihrerseits mit einer Erweiterung der Peripherie einhergeht. Es könnte nun diese „Acidosis" sein, welche auch bei der Beriberi die Insuffizienz der Arteriolen hervorruft und dadurch auch das unter höherem Druck und vermehrte Zuströmen von Blut verursacht. Nach EPPINGER geht Kohlensäurevergiftung mit einer Erweiterung nur des rechten Herzens einher. Es wäre also nicht unberechtigt, eine ähnliche Störung des Gaswechsels im Organismus für die Genese des Beriberi-Herzens und des Gefäßsyndroms verantwortlich zu machen; dies um so mehr, weil wir eine *primäre* histologische Läsion im Herzen nicht sicher nachweisen konnten. Auch Quellungs- und Ödemerscheinungen wären auf diese Weise erklärlich. Mit dieser allgemeinen Erklärung ist jedoch nicht viel erreicht; offenbar ruft eine Acidosis, je nach ihrem Wesen, ganz verschiedene Krankheitsbilder hervor. Es ist mir nicht bekannt, daß z. B. die frühzeitige Muskelquellung in irgendeiner anderen Krankheit in dieser Form vorhanden ist, und das gleiche gilt für den exzessiven Umfang der Herzerscheinungen (s. später).

Welcher Natur ist die ungenügende Funktion der Arteriolen? Natürlich wurde sie, wie alle Erscheinungen der Beriberi, anfänglich auf die Neurodegeneration zurückgeführt und aus einer Vasomotorenlähmung erklärt (HAYASAKA u. a.). Unsererseits mußte man sich fragen, ob nicht die Gefäßmuscularis ebenso erkrankt ist (Tonusverlust!) wie Herz- und Skeletmuskel? Beiden Erklärungsversuchen fehlt eine sichere Begründung. Die periphere Gefäßinsuffizienz ist vor allem im Initialstadium vorhanden, die Neurodegeneration kann dann noch fast symptomlos sein, und in den Lähmungsstadien verschwindet das arterielle Syndrom!

Was die Möglichkeit einer Erkrankung und Quellung der Gefäßmuscularis betrifft, kann bemerkt werden, daß die Quer- und Längsschnitte der kleineren und größeren Venen mikroskopisch einen vollständig normalen Eindruck machten. Erinnert sei auch daran, daß bei experimenteller Quellung nur der quergestreifte, nicht der glatte Muskel angegriffen wird [TIEMANN (54)].

Es besteht noch ein überzeugender Grund gegen die Annahme einer Lähmung der Vasomotoren oder der Muscularis selbst, denn letztere reagieren prompt in beiden Richtungen, unter Adrenalin erweitern sich die Arteriolen und auf Pitressin antworten sie mit einer kräftigen, tonischen Kontraktion! Hier liegt also sicherlich etwas ganz anderes vor als im Herzmuskel, der sich in seinem schlechten Zustand nicht oder kaum durch Cardiaca und vasomotorische Mittel beeinflussen läßt.

Das Pitressin erfüllt im Versuch so sehr all dasjenige, was man von ihm erwarten darf, es stellt die normalen Kreislaufverhältnisse so momentan und so vollkommen wieder her, daß man zur Frage gezwungen wurde, ist dieser Zustand nicht vielleicht einer mangelhaften oder fehlenden Funktion des Hypophysenhinterlappens zuzuschreiben? Hierbei kommen wir jedoch auf das Gebiet der innersekretorischen Störungen, das auch schon bei der Wirkung des Adrenalins und der Ähnlichkeit des Gefäßsyndroms des Morbus Basedowi betreten wurde. Es sei daher auf den nächsten Abschnitt verwiesen.

d) Verwandte Krankheiten. Innersekretorische Störungen. Therapeutisches.

Will man der Beriberi einen Platz im System der inneren Krankheiten zuweisen, so müßte man sie wohl zweifellos zu den Stoffwechselstörungen im weiteren Sinne rechnen. Es fallen auch diejenigen Zustände unter diesen Begriff, die als *Avitaminosen* (Mangelkrankheit) und innersekretorische Störungen betrachtet werden.

Von dem offiziellen Trio der Stoffwechselkrankheiten, Gicht, Fettsucht, Zuckerkrankheit, käme nur letztere in Betracht, insoweit bei der Beriberi ein erhöhter Blutzuckerspiegel, und zwar vor allem bei körperlicher Arbeit, von HAYASAKA und INAWASHIRO (25) nachgewiesen wurde. Diese Autoren schreiben die Erscheinung einer größeren Ausschüttung von Adrenalin zu. Wir befinden uns dabei also sofort auf innersekretorischem Gebiet.

Nebenniere. Unter Tropenärzten wurde eine Hyperfunktion der Nebennieren angezweifelt, und zwar auf Grund negativer Befunde und der bekannten Unzuverlässigkeit der Methoden zur Bestimmung des Adrenalingehaltes des Blutes. Nichtsdestoweniger soll die Rolle des Adrenalins bei der Beriberi noch kurz besprochen werden, denn es ruft das ganze arterielle Gefäßsyndrom so deutlich bei dieser Krankheit hervor, daß wir oben schon die Frage stellen mußten: ob nicht die Beriberi eine Adrenalinkrankheit sei? Von pathologisch-anatomischer Seite wird von einer Vergrößerung oder Durchtränkung der Nebennieren gesprochen, jedoch war Sicheres darüber nicht zu eruieren. Wenn auch nicht entscheidend, wäre eine nähere Untersuchung dringend erwünscht, allerdings mit genauen Angaben über den klinischen Verlauf des betreffenden Falles; das Organödem ist hauptsächlich sekundär durch die Stauung im großen Kreislauf hervorgerufen. Die Adrenalininjektion wirkt zu gleicher Zeit ungünstig auf die Kreislaufverhältnisse, jedoch günstig auf das Herz (s. S. 90) und es klingt überraschend, wenn man von NAESSENS (41) hört, daß sein einziges wirksames Mittel bei der Säuglings-Beriberi

das Adrenalin war! Vielleicht ist dies, weil beim Säugling die Blut-
überschwemmung des Herzens nicht so stark ist, daher die ungünstige
Wirkung auf den Kreislauf weniger und um so mehr die Anregung des
Herzens in Betracht kommt? Wenn man das anatomische Bild des
Säuglingsherzens daraufhin betrachtet, macht es den Eindruck, daß die
Größe des Herzens eher von starker Schwellung der Kammerwände, als
von Überfüllung herrührt; betrachtet man jedoch den rechten Vorhof
und liest man die Beschreibung des Herzens wie es bei der Autopsie war,
so kommt einem das Fehlen des großen Gefäßsyndroms sehr zweifelhaft vor.

Summa summarum spielt das Adrenalin sowohl eine günstige, als
eine ungünstige Rolle; das kardiale Stadium der Beriberi kurzweg
einer Überfunktion der Nebennieren zuzuschreiben, erscheint nicht
berechtigt.

Schilddrüse. Das „arterielle Gefäßsyndrom“ der Beriberi ist dem
des Morbus Basedow außerordentlich ähnlich, was eine nähere Verwandtschaft beider Krankheiten nahelegt. Andere Ähnlichkeiten bestehen jedoch nicht. Bei therapeutischen Versuchen bei der experimentellen Avitaminose sah SHIMAZONO (51) „eine eklatant günstige Wirkung
von Jod und Schilddrüsenpräparaten, jedoch nur in späteren Lähmungs-
zuständen“. Er hebt ausdrücklich hervor, daß dieser günstige Einfluß
in früheren Stadien mit deutlichen kardiovasculären Symptomen vollständig fehlt, eher von einer Verschlechterung gesprochen werden kann.
Letztere wäre auch zu erwarten, da Hyperthyreoidie dieses Symptom
hervorruft! Wie wenig man auf bestimmte Wirkungen von Hormonen
rechnen kann, zeigt die von FALTA und LANGFELDT nachgewiesene
Förderung und Beschleunigung der Adrenalinhyperglykämie beim M.
Basedow. Man kommt dabei auf den Gedanken, ob nicht bei der Beriberi
eine ungünstige Wirkung von Schilddrüse und Nebenniere zusammen
vorliegt? Es wäre schon der Mühe wert, in dieser Richtung weiter zu
forschen, um so mehr als nach AALSMEER Jod (Lugollösung), so wie beim
Basedow, einen ausgesprochen *günstigen* Einfluß auf den Gefäßzustand
bei Beriberi ausübt. Das Gefäßsyndrom ist übrigens nur eine unter
den vielen Erscheinungen im vielgestaltigen Krankheitsbild und nicht
maßgebend für das Wesen des Beriberi.

Man kann übrigens auch an eine *Unterfunktion* der Schilddrüse
denken. Es wurden schon früher diejenigen Punkte hervorgehoben, in
welchen analoge, vielleicht sogar identische Vorgänge beim Myxödem
und Beriberi bestehen, namentlich im Verhalten des bei beiden vergrößerten Herzens [für das Myxödem s. ZONDEK (61) und FAHR (19)] und
in den recht seltenen, bei dieser Krankheit in der Skeletmuskulatur auftretenden Quellungen. Allerdings hört die Identität an dem Ursprung der
Quellungen auf, denn bei Myxödem wirkt nur Schilddrüse (vielleicht auch
das B-Vitamin?), bei der Beriberi nur das Vitamin; Schilddrüsen-
darreichung ist unwirksam und ruft nicht einmal eine Diurese hervor.

Auch in vielen anderen Punkten, z. B. im Elektrokardiogramm, zeigen sich die beiden Krankheiten diametral verschieden. Zusammenfassend darf man sagen, daß die Schilddrüsenkrankheiten und die Beriberi analoge Krankheitszeichen tragen, die sich zwar nicht decken, jedoch ein Argument dafür abgeben könnten, die Beriberi in die Gruppe der hormonalen und avitaminotischen Krankheiten einzureihen.

Rachitis und Morbus Barlowi. Das Krankheitsbild dieser beiden Mangelkrankheiten zeigt ebenfalls Verwandtschaftszüge mit der Beriberi, und zwar wieder durch das Vorhandensein eines großen Herzens. Identisch sind diese Herzen wahrscheinlich nicht. Nach MEIXNER (40) ist das Rachitis-Herz durch einen sehr großen, kugelrund erweiterten *linken* Ventrikel gekennzeichnet, die Kammerwand ist stark und gleichmäßig verdickt. Dadurch scheint eine Beziehung zu dem ausgesprochen Rechtstypus zeigenden Beriberi-Herzen ausgeschlossen, jedoch wird von ERDHEIM u. a. eine Vergrößerung der *rechten* Kammer in den Vordergrund gebracht. Vielleicht ist es so wie bei der Diphtherie, bei welcher *nur im ersten Anfang* die rechte Kammer erweitert, später die linke am stärksten degeneriert gefunden wird.

Das Herz bei M. Barlowi ist meines Wissens nie genau beschrieben worden. Als in der Nachkriegszeit die große Zahl von Barlowfällen infolge qualitativ (und quantitativ) ungenügender Ernährung in Wien vorkam, fand ich klinisch ein allseitig vergrößertes Herz bei den Kindern, glaubte aber damals, diese Vergrößerung einer ungenügenden Entleerung des Herzens infolge Störung des Atemmechanismus anrechnen zu dürfen.

Die BARLOWschen Blutungen an den Knorpelgrenzen hatten bei diesen ganz jungen Kindern alle Rippenknorpelgrenzen gelockert. Das Sternum mit den Rippenknorpeln war dadurch so wie die Brustplatte irgendeines Insekts, gesondert beweglich. Da die Einatmungsmuskeln nur die Rippen heben, machte diese Brustplatte die Hebung nicht mit, sie senkte sich sogar infolge des inspiratorisch geringeren intrathorakalen Druckes. Diese fehlerhafte Bewegung hatte einen sehr schlechten Einfluß auf den Atemmechanismus. In solchen Zuständen kann der Lungenkreislauf ungenügend gefördert, das Herz ungenügend entleert und dadurch erweitert werden.

Hiermit soll aber nicht gesagt sein, daß nicht auch durch die Avitaminose ein Tonusverlust im Myokard und dadurch eine rechtsseitige Vergrößerung des Herzens vorhanden sein kann.

Die Hypophyse. Die auffallend günstige Wirkung des Pitressins in dem Stadium der Beriberi, in welchem sich das Gefäßsyndrom und die schwere Herzinsuffizienz am meisten zeigten, führt beinahe selbstverständlich zu der Frage, ob nicht eine mangelhafte Funktion des Hypophysenhinterlappens ein wichtiger Faktor in der Genese dieses Zustandes sein könnte. Das arterielle Gefäßsyndrom mit seiner üblen Folge, die Überflutung des Herzens und der zentralen Venen, sind so maßgebend für das Schicksal dieses Organs und für das Leben des Patienten, daß man, wäre die Frage auf Grund eingehender Studien zu bejahen, in diesem Mangel kurzerhand die unmittelbare Ursache des plötzlichen Herztodes im Shôshin sehen dürfte. Sehr interessant ist die Mitteilung HARTLs (24), daß Pitressin eine Verringerung der Membrandurchlässigkeit hervorruft, auch in beim Menschen therapeutisch möglichen Dosen. HARTL selbst kommt auf den Gedanken, daß Pitressin aus diesem Grunde auf die von mir nachgewiesene Quellung der gesamten Muskulatur einen günstigen Einfluß haben könnte. Also auch in dieser Hinsicht konnte an mangelhafte Funktion der Hypophyse gedacht werden. HARTL hat auch schon vielversprechende therapeutische Versuche beim Menschen angestellt und damit einen guten Anfang der wissenschaftlich-therapeutischen Verwertung dieses Mittels gemacht. Insuffizienz des Hypophysenhinterlappens wäre die einfachste Lösung des hier aufgestellten Problems, gibt es aber eine Möglichkeit, in dieser Sache weiterzukommen?

Der erste Schritt in dieser Richtung wäre die mikroskopische Untersuchung der Hypophyse. Makroskopisch ist nichts Besonderes zu bemerken, sie kann größer oder kleiner sein, meistens ist sie von mittlerer Größe. Die Hypophyse soll beim Malayen größer sein als beim Europäer (MÜLLER). Am Hinterlappen fielen mir eine ziemlich starke Kolloidansammlung auf, Kolloidtropfen in den Zellen des intermediären Gewebes und Hinterlappens und vielleicht etwas vermehrtes Pigment. Es ist jedoch für einen Nichtspezialisten auf diesem Gebiete unmöglich, über Veränderungen im histologischen Bau eines so schwierigen Objektes zu urteilen. Ich habe Herrn Kollegen MARBURG bereit gefunden, von mir mitgebrachte, in situ fixierte Hypophysen zu untersuchen. Zu meiner Überraschung war er, noch am Anfang einer sicher sehr langen und schwierigen Arbeit, der Meinung, daß ungewöhnliche Dinge in der Drüse vorgehen und namentlich die basophilen Zellen, die für den Gefäßtonus und den arteriellen Druck verantwortlich gemacht werden, sich in einer sehr auffallenden Art von Degeneration und Pigmentbildung befinden; wir werden alle mit Geduld das spätere Resultat abzuwarten haben.

Von klinischer Seite wird mit Recht behauptet, daß die Funktionsstörung eines Organes nicht mit histologischen Veränderungen einhergehen muß und daß auch das Umgekehrte wahr ist. Falsch ist jedoch meines Erachtens hinzuzufügen, daß eine solche mangelhafte Funktion gänzlich ausgeschlossen wäre. Es wäre jedenfalls reichlich der Mühe wert, durch therapeutische Anwendung des Pitressins oder anderer gefäßverengernder Mittel, in möglichst vielen Fällen die Wirkung zu beobachten. Die hier zitierte Arbeit HARTLs ist in dieser Hinsicht ein günstiger Beginn. Man kann nichts voraussagen, denn bekanntlich wirken Hypophysenpräparate therapeutisch das erstemal sehr günstig, doch schon bei der nächsten Dosis kann die Wirkung abgeschwächt sein und auf die Dauer fehlen; HARTL hält es für wahrscheinlich, daß auch hierbei die Durchlässigkeit herabsetzende Wirkung des Pitressins im Spiele ist. Es wäre vor allem wichtig, eine Dauerbehandlung, vielleicht auch präventiv, mit einem Präparat, das per os genommen werden könnte, zu versuchen. Das Pitressin nur im Shôshin zu geben, wäre nicht richtig, denn in vielen dieser Fälle scheint der überdehnte Herzmuskel von vornherein unrettbar verloren. Auch ist, wie schon gesagt wurde, in jenen schwersten Fällen eine Gefahr für den linken Ventrikel durch erhöhten arteriellen Widerstand zu befürchten. AALSMEER (6) hat aus seiner Erfahrung Tatsachen mitgeteilt, die die hier genannten Schwierigkeiten illustrieren, sowohl vom anfänglichen Erfolg als vom baldigen Versagen in länger dauernden Fällen. Im Shôshin kann es momentan helfen, der Patient kann trotzdem sterben oder, wie in einem anderen schweren Fall, wirkt die erste Injektion wenig und als noch als letztes Mittel eine zweite Injektion gegeben wurde, versagte das Herz sofort darauf. Wir stehen erst vor den ersten Versuchen in dieser Richtung; man soll jedenfalls dieses Mittel und auch ähnlich wirkende Stoffe bei anderen Krankheiten, besonders wo das arterielle Gefäßsyndrom als schädliche Komponente vorhanden ist, ausprobieren. Im pharmakologischen Laboratorium wird man zweifellos dieser Sache dienende experimentelle Methoden ausarbeiten können. Jedenfalls ist für eine solche weitere Untersuchung die klinische Fragestellung klar genug.

Als Gefäßtonikum soll das altverehrte Strychninum nitricum nicht vergessen werden, wenn auch sein Ruf als „Gefäßmittel“ und „Herztonikum“ mehr auf günstiger Erfahrung, als auf gründlicher Kenntnis seiner Wirkung beruht. Bei der Behandlung von Herzarrhythmien war es das erste Mittel, womit es mir gelang, Extrasystolie zu vertreiben, zusammen mit den später hinzugekommenen, beinahe spezifischen Chininpräparaten ist es noch immer von großem Wert. EPPINGER ist auf Grund seines Studiums über die Herzdekompensation als Stoffwechselkrankheit ein warmer Freund des Mittels geworden. In den Tropen haben fast alle, die es bei der Beriberi benützt haben, Gutes darüber zu berichten, nur nicht im Shôshin.

Die Therapie, ihre Indikationen und Aussichten wurden im Laufe unserer Auseinandersetzungen besprochen, dort, wo sie auch hingehören, bei den einzelnen Punkten des Herzproblems. Es erübrigt sich daher, noch einen gesonderten Abschnitt diesem Gegenstand zu widmen. Es soll nur eine kurze Zusammenfassung einiger Hauptpunkte unserer Besprechung der innersekretorischen Möglichkeiten angeschlossen werden.

Die Zukunft wird hoffentlich zeigen, inwieweit die hier erörterten Beziehungen der Beriberi zu anderen Krankheiten zu Fortschritten in der Behandlung des kardialen Stadiums führen werden. Die Bekämpfung des Gefäßsyndroms ist wirklich ein Problem prinzipiellster Bedeutung. Als *kausales* Mittel kommt bis jetzt ausschließlich die Vitaminbehandlung in Betracht. Ob diese Therapie nun *theoretisch* falsch ist oder nicht, oder vielleicht nicht ausschließlich spezifisch, darf uns nicht hindern, sie anzuwenden und auszubauen. Die Erfahrung bei der so gefährlichen Beriberi der Säuglinge und die in den letzten Jahren systematische, man kann auch sagen experimentell durchgeführte Behandlung der Erwachsenen, bietet sehr gute Aussichten. Der stark diuretische

Effekt dieses Stoffes ist vielleicht eine allgemein physiologische Eigenschaft, nicht rein spezifisch. Die vitaminreiche Nahrung hat es dem Dienste der Volksgesundheit in Niederländisch-Indien ermöglicht, eine viele Millionen zählende Bevölkerung zu einem großen Teil von dieser Geißel zu befreien, die akut tödlichen und die chronischen, degenerativen Formen fast auszurotten. Aber auch der Arzt am Krankenbette steht seinen Patienten ganz anders gegenüber, als vor noch nicht langer Zeit. Selbstverständlich sind noch unbegrenzte Fragen zu beantworten, es wird aber von den Einzelnen kritisch und vorsichtig weiter geforscht. AALSMEER hat, unterstützt durch seine Adrenalinreaktion als Kontrollmittel, mit Sicherheit feststellen können, daß z. B. die im Handel befindlichen Vitamintabletten in der Diättherapie refraktärer Fälle sonst nicht erreichte Erfolge erzielen; eigentlich war mein kritischer Freund ausgegangen, um das Gegenteil zu finden! Dr. A. J. COHEN, der als Spitalsdirektor in Semarang (Mittel-Java) arbeitet, konnte in 14 Monaten 18 schwere und mittelschwere Fälle beobachten (für Semarang, das ein großes Krankenhaus hat und eine *sehr* große, noch relativ wenig zugängliche Bevölkerung versorgt, eine kleine Zahl!). In seinem Bericht (12) beschreibt er die Behandlung in allen Einzelheiten; daraus ergibt sich, daß auch in sehr schweren Fällen nach wiederholten Injektionen von B-Vitamin (JANSEN und DONATH), eine rasche Besserung eintreten kann: von allem Anfang an wurden dann täglich zwei Ampullen eingespritzt, und zwar *bei B-vitaminloser Ernährung.* Daß es sich nicht um leichte Fälle handelte, zeigen die schönen Röntgenbilder und die zwei Diagramme des Zustandes vor und nach dieser Behandlung (Abb. 15 u. 16), welche Dr. COHEN die Freundlichkeit hatte, mir zur Verfügung zu stellen. Jedenfalls steht man auch dem schweren Zustand des Shôshins nicht mehr gänzlich hilflos gegenüber.

Ob und welche symptomatische Behandlung in diesem Zustand wird mithelfen können, ist die zweite wichtige Frage. Der rationellste Eingriff ist der auch allgemein geübte, reichliche Aderlaß. Vielleicht kann daran anschließend eine vorsichtige Pitressininjektion die Entlastung des rechten Herzens unterstützen, wenn es auch nur für kurze Zeit wäre. Glücklicherweise kommen diese Fälle nur mehr selten zur klinischen Beobachtung, auch hier wird also unsererseits Geduld geübt werden müssen. Die durch den anatomischen Befund geweckte Überzeugung, daß die gesteigerte Blutzufuhr zum Herzen die größte Gefahr liefert, veranlaßte mich Herrn Professor DAWES, den internen Kliniker in *Singapore,* zu ersuchen, durch Hängenlassen der Beine des Patienten oder durch teilweise Unterbindung der Extremitäten diese Zufuhr herabzusetzen. Es wurde zwar in einigen Fällen eine Erleichterung der Atmung wahrgenommen, sie dauerte jedoch nur kurz und die Behandlung wurde vom stöhnenden Patienten nicht gut vertragen.

Da Digitalis in diesen Fällen, nach allgemeiner Erfahrung, nicht wirksam ist, beschränkt man sich darauf, mit Stimulantia und Analeptica vorzugehen.

Die weitere Behandlung verlangt vor allem körperliche Ruhe. Das Herz kann sehr lange groß bleiben, auch nachdem das Gefäßsyndrom und die positive Adrenalinreaktion verschwunden sind. Rezidiven sind begreiflicherweise sehr gefährlich. Daß es ein Beriberi-Herz bei geheilten Patienten geben kann, ist sehr wahrscheinlich, mit Rücksicht auf die starken, parenchymatösen Veränderungen in länger dauernden Fällen; mir selbst fehlt die Erfahrung über solche Fälle, die allein die Möglichkeit eines klaren Urteils bieten kann.

Meine Mitteilungen über Herz und Kreislauf im kardialen Stadium der Beriberi finden hier ein natürliches Ende, weil mir die Möglichkeit zur weiteren Erforschung dieser merkwürdigen Krankheit fehlt. Die weitere Bearbeitung der verschiedenen Probleme wird von anderen fortgesetzt werden müssen und befindet sich schon jetzt in guten Händen. Natürlich machen das hier Gebotene und die daran geknüpften Überlegungen keinen Anspruch auf Endgültigkeit: wo wäre eine solche auch je zu erreichen? Trotzdem hat meine alte Überzeugung, das Beriberi-Herz sei etwas in der Lehre der Herzkrankheiten bis jetzt noch nicht Verstandenes und stelle einen eigenen Typus dar, recht behalten: denn, wenn wir den Inhalt dieser Studie noch einmal kurz zusammenfassen und formulieren, können folgende Hauptpunkte aufgestellt werden:

1. Das Beriberi-Herz stellt in seiner Morphologie und in seinem funktionellen Verhalten den klarsten Typus der Rechtsinsuffizienz dar, und zwar in rein muskulärer Form. Es fehlt der erhöhte Widerstand im Lungenkreislauf, es ist also keine „pulmonale Hypertrophie" im Sinne KIRCHs; es fehlen primäre Klappenfehler, denn Pulmonal- und Tricuspidalklappen-Insuffizienz sind nicht Ursache, sondern Folgen der Myokardschwäche und der Überschwemmung aus den Venen.

2. Die primäre Schädigung des Herzens äußert sich als Verlust des Tonus und der Kontraktionskraft *des gesamten Herzens.*

3. Das Beriberi-Herz beweist in klarer Form die Richtigkeit des *Prinzips der ausschließlich rechtsseitigen Insuffizienz bei gleichmäßiger Schädigung des gesamten Herzens,* ein gesetzmäßiges Geschehen, das für die Erklärung der Herzpathologie im allgemeinen von Bedeutung ist.

4. Die *primäre Kreislaufstörung* ist der ausgesprochene Typus der Insuffizienz des peripheren arteriellen Querschnittes und aller ihrer Folgen. Die klinischen Adrenalin- und Pitressinversuche haben durch ihre entgegengesetzten Wirkungen auf den gesamten Kreislauf das Bestehen dieser Insuffizienz bewiesen und durch ihre überraschende Durchsichtigkeit und ihr Ausmaß die bedeutenden Änderungen der Blutverteilung bei der Beriberi aufgeklärt.

5. Mikroskopisch zeigt sich eine zunehmende, destruktive Quellung des Sarcoplasmas (DÜRCK); die Querstreifung kann dabei lange erhalten bleiben. In Shôshinherzen wurden im Initialstadium die Zeichen sekundärer Muskeldegeneration und -atrophie nicht gefunden.

6. Die *Pathogenese* illustriert die modernen Anschauungen über die fundamentellen Beziehungen zwischen „Stoffwechselstörung und Dekompensation". Auch bietet sie uns die Verwirklichung einer gleichzeitigen Erkrankung von Herz- und Skeletmuskulatur.

7. Eine Beteiligung gewisser innersekretorischer Organe an der Pathogenese der Beriberi ist nicht unwahrscheinlich. Die Frage, ob eine ungenügende Tätigkeit der Hypophyse an der arteriellen Insuffizienz Schuld trägt, kann noch nicht beantwortet werden. Nichtsdestoweniger ist die Möglichkeit einer rationellen therapeutischen Verwendung des Pitressins anzunehmen.

8. Die früher aufgestellte Hypothese, ein und derselbe Quellungsprozeß sei die Ursache der auch morphologisch erkennbaren Schädigung der quergestreiften Muskulatur und auch des Nervensystems, bleibt einstweilen Hypothese.

Nachträge.

1. (Zu S. 43.) Nach den letzten Befunden EPPINGERs könnten die hier besprochenen strukturlosen Gebilde als eiweißreicher Inhalt von Gewebsspalten, infolge der sog. „serösen Entzündung", gedeutet werden; nur fehlt jede Spur von Entzündung.

2. (Zu S. 74.) In der letzten Zeit sind verkürzte A-V-Intervalle auch im Verlaufe schwerer Infektionskrankheiten (z. B. Typhus abdom.) beobachtet worden.

3. (Zu S. 74.) Es wird wahrscheinlich auch mit den vor kurzem von EPPINGER beschriebenen eiweißhaltigen Exsudat in Gewebs- und Lymphspalten als vierte Form der Wasserretention gerechnet werden müssen.

4. (Zu S. 92.) AALSMEER hat auf meine Bitte den Einfluß des Armhebens auf die Tonstärke bei Beriberi-Patienten untersucht, und zwar mit dem erwarteten negativen Resultat.

Literaturverzeichnis.

1. AALSMEER, W. CH. u. K. F. WENCKEBACH: Herz und Kreislauf bei der Beriberi-Krankheit. Berlin-Wien 1929. Wien. Arch. inn. Med. **16**, 193 (1929).
2. AALSMEER, W. CH.: Blutdruck und Gefäßton bei Beriberi. Wien. Arch. inn. Med. **21**, 1 (1931).
3. — Über den Einfluß des Adrenalins auf den diastolischen Druck. Klin. Wschr. **11**, 362 (1932).
4. — Über das Auftreten von Gefäßtönen und die Senkung des sog. minimalen Blutdruckes. Wien. Arch. inn. Med. **23**, 61 (1932).
5. — De cardiazol-adrenaline proef bij beriberi. Geneesk. Tijdschr. Nederl.-Indië **73**, 374 (1933).
6. AALSMEER, W. CH. en GANG SING BIE: Rijst en beriberi. De pitressine reactie. Geneesk. Tijdschr. Nederl.-Indië **73**, 408 (1933).
7. ASCHOFF, L.: Pathologische Anatomie, 4. Aufl. Bd. 1, S. 16. 1919.
8. ASSMANN, H.: Die klinische Röntgendiagnostik der inneren Erkrankungen. 3. Aufl. Leipzig 1924.
9. BERNUTH, F. v.: Radiologische Untersuchung über die Herzgröße im Kindesalter. Erg. inn. Med. **39**, 69 (1931).
10. BOER, S. DE: Zijn contractiliteit en geleidingsvermogen twee gescheiden eigenschappen? Versl. Akad. Wetensch. Amsterd., Wis- en natuurkd. Afd. **16** (1917).
11. CHIARI, HERRM.: Über Myokarditis. Wien. klin. Wschr. **38**, 1137 (1933).
12. COHEN, A. J. u. AZIS: Bijdrage tot de kennis van de werking van vitamine B bei beriberi. Geneesk. Tijdschr. Nederl.-Indië **12**, 1518 (1932).
13. COOKSON, H.: The size and shape of the heart in goitre. Proc. roy. Soc. Med. **25**, 1518 (1932).
14. DASSEN, R.: Un caso di beriberi autoctona en la provincia de Buenos Aires. 7 reun. d. 1. soc. argent. di Pat. Reg. d. Note. Tucumán 1931.
15. DRESSLER, W.: Die Brustwandpulsationen. Wien 1933.
16. DÜRCK, H.: Untersuchungen über die pathologische Anatomie der Beriberi. Suppl. der Beiträge zur pathologischen Anatomie. Jena 1908.
17. ELIAS, H. u. A. FELLER: Über einen muskulären Drosselmechanismus an den Lebervenenmündungen. Z. exper. Med. **77**, 538 (1931).
18. ENGELMANN, TH. W.: Über den Ursprung der Muskelkraft. Onderz. physiol. Labor. Utrecht 4 II, 10 (1893). — Pflügers Arch. **1893**.
19. FAHR, G.: Myxoedema heart. Amer. Heart J. **8**, 91 (1932).
20. FOCK, H. J.: Über Cyanose des Herzens. Inaug.-Diss. Berlin 1933.
21. GERALDY, M.: Blutdruckmessung und Gefäßauskultation bei Lagewechsel des Armes bei Gesunden und bei Aorteninsuffizienz. Med. Klin. **29**, 1683 (1933).
22. GOLDENBERG, M. u. J. ROTHBERGER: Über den Krampf der Koronargefäße. Wien. klin. Wschr. **43**, 1198 (1930).
23. GRIJNS, G.: Beiträge zur Geschichte der Erkennung der Beriberi als Avitaminose. Abderhaldens Fortschr. naturwiss. Forsch. N.F. 1 (1927).
24. HARTL, K.: Die Wirkung des Pitressins auf Kreislauf und Atmung. Arch. f. exper. Path. **173**, 133 (1933).
25. HAYASAKA, E. u. R. INAWASHIRO: Studies on the effect of muscular exercise in Beriberi. Tohoku J. exper. Med. 1 (1928).
26. HEYMANS, C.: Perfusion des sinus carotidiens isolés. C. r. Soc. Biol. Paris **103**, 31 (1929).

27. Henle, J.: Handbuch der systematischen Anatomie, Bd. 3, S. 393. 1876.
28. Jordan, H. J.: De spier als colloidaal stelsel. Verhl. Ned. Nat. en Geneesk. Congres 1931.
29. — Proc. Akad. Wetensch. Amst. **37**, 31 (1934).
30. Kaufmann: Lehrbuch der speziellen pathologischen Anatomie, S. 1579, Abb. 863.
31. Keefer, Ch. S.: The beriberi Heart. Arch. int. Med. **45**, 1 (1930).
32. Keith, A.: The fate of the bulbus cordis. Lancet **1924 II**, 1272.
33. Kiewiet de Jonge, G. W.: Voordrachten over tropische ziekten. Bd. 81, 1911.
34. Kirch: Verh. dtsch. Ges. Kreislaufforsch. **6**, 202 (1933).
35. Kirch, E.: Das Verhalten von Herz - und Kreislauf bei rechtsseitiger Hypertrophie. Würzburg. Abh. N.F. **2**, 1 (1925).
36. Kollath, W.: Wie wirken die Vitamine? Med. Klin. **29**, 1231 (1933).
37. Langelaan, J. W.: On muscle tonus. Brain **38**, 235 (1915).
38. Marcus: Über den feineren Bau des menschlichen Herzmuskels. Z. Zellforsch. **2** (1925).
39. Mebius, J.: Ödemtheorie der Beriberi und physiologischen Wirkung des Vitamins B. Virchows Arch. **271**, 932 (1929).
40. Meixner, K.: Die Erweiterung der linken Herzkammer bei Rachitis. Wien. klin. Wschr. **36**, 1273 (1928).
41. Naessens, W.: Zuigelingenberiberi. Geneesk. Bl., (holl.) **1929**.
42. Neter, E. u. Kl. Schneyer: Über den Einfluß des Adrenalins auf den diastolischen Blutdruck bei Hyperthyreose und Aorteninsuffizienz. Z. Kreislaufforsch. **26**, 136 (1934).
43. Nocht: Menses Handbuch der Tropenkrankheiten, 1924.
44. Pal, J.: Die Tonuskrankheiten des Herzens und der Gefäße. Berlin 1934.
45. Parkinson, J.: The radiology of heart disease. Brit. Med. J. **2**, 591 (1933).
46. Pekelharing, C. A. u. C. Winkler: Onderzoekingen n. d. aard en oorzaak der beriberi. Utrecht 1888.
47. Plesch, J.: Die Myokardstauung, ein selbständiges Krankheitsbild. Klin. Wschr. **10**, 871 (1931).
48. Reinhardt, P.: Fortschr. Röntgenstr. **24** (1916). — Arch. Schiffs- u. Tropenhyg. **1926**.
49. Roll, H. F.: Leerboek der gerecht. geneesk. voor Indische artsen. 1920.
50. Rösler, R.: Über Versagen des Kreislaufs infolge Gefäßlähmung. Wien. klin. Wschr. **46**, 52 (1933).
51. Shimazono, J.: Beriberi (Avitaminosen und verwandte Krankheitszustände, herausgeg. von Stepp und György). Berlin 1927.
52. — B-Avitaminose und Beriberi. Erg. inn. Med. **39**, 10 (1931).
53. Tandler, J.: Anatomie des Herzens. Wien 1913.
54. Tiemann, F.: Über die Quellungseigenschaften des Herzmuskels unter verschiedenen Bedingungen. Z. exper. Med. **50**, 82 (1928).
55. Tsunoda u. Kuré: Virchows' Arch. **267** (1928).
56. Weiss, S. u. L. B. Ellis: Amer. Heart J. **5**, Nr 4 (1930).
57. Wenckebach, K. F.: Der Mechanismus des plötzlichen Herztodes bei der Beriberi. Klin. Wschr. **11**, 1641 (1932).
58. — Herz- und Kreislaufinsuffizienz, 3. Aufl. Dresden 1934.
59. Yamaguchi, T.: Studien über Flüssigkeitsaustausch. Tohoku J. exper. Med. **10**, 435 (1928).
60. Zdansky, E.: Beiträge zur Kenntnis der kardialen Lungenstauung. Wien. Arch. inn. Med. **18** (1929).
61. Zondek, H.: Das Myxödemherz. Münch. med. Wschr. **18**, 681 (1919).

Exotische Krankheiten. Ein Lehrbuch für die Praxis.

Von Professor Dr. **Martin Mayer,** Abteilungsvorsteher am Institut für Schiffs- und Tropenkrankheiten, Privatdozent an der Universität Hamburg. Zweite Auflage. Mit 252 zum Teil farbigen Abbildungen und 3 farbigen Tafeln. VII, 368 Seiten. 1929. RM 39.—, gebunden RM 40.80*

Tropische Dermatosen. Juxtaartikuläre Knoten. Rattenbißkrankheit. ⟨„Handbuch der Haut- und Geschlechts-

krankheiten", Band XII, 1. Teil.⟩ Mit 503 zum Teil farbigen Abbildungen. XII, 857 Seiten. 1932. RM 168.—, gebunden RM 176.—

Inhaltsübersicht: Framboesia tropica ⟨Framboesie⟩. Polypapilloma tropicum. Von Professor Dr. M. Mayer-Hamburg und Dr. E. G. Nauck-Hamburg. — Nodositas juxta-articularis. Von Professor Dr. M. Mayer-Hamburg und Dr. E. G. Nauck-Hamburg. — Gundu oder Anakhré. Von Professor Dr. M. Mayer-Hamburg und Dr. E. G. Nauck-Hamburg. — Ulcus tropicum ⟨tropischer Phagedaenismus⟩. Von Professor Dr. M. Mayer-Hamburg. — Leishmaniosen der Haut und Schleimhäute. ⟨Orientbeule und amerikanische Leishmaniosen.⟩ Von Professor Dr. M. Mayer-Hamburg und Dr. E. G. Nauck-Hamburg. — Exantheme und andere Hauterscheinungen bei exotischen Krankheiten. Von Professor Dr. M. Mayer-Hamburg. — Verruga peruviana oder Carrionsche Krankheit ⟨Oroyafieber⟩. Von Professor Dr. H. da Rocha Lima-Sao Paulo ⟨Brasilien⟩. — Die Dermatomykosen in den Tropen. Von Dr. E. G. Nauck-Hamburg. — Exotische Blasto-mykosen. Von Professor Dr. H. da Rocha Lima-Sao Paulo ⟨Brasilien⟩. — Die Rattenbißkrankheit. Von Professor Dr. F. Breinl-Prag. — Juxtaartikuläre Knoten. Von Dr. H. Hoffmann-Stuttgart. — Die ubiquitären Hauterkrankungen bei den farbigen Rassen. Von Professor Dr. H. Ziemann-Berlin. Unter Mitwirkung von Dr. B. Sklarek-Berlin. — Zoonosen der Haut in wärmeren Ländern. Von Professor Dr. E. Martini-Hamburg. — Haut und Helminthen. Von Geheimrat Professor Dr. F. Fülleborn-Hamburg. — Namen- und Sachverzeichnis.

Der Erreger des Gelbfiebers. Wesen und Wirkung. Gemein-

same Untersuchungen mit Bianca Hohenadel. Dargestellt von Dr. phil. et med. **Max H. Kuczynski,** Professor an der Universität Berlin, Abteilungs-vorsteher am Pathologischen Institut. Mit 158 Abbildungen und zahlreichen Tabellen. V, 191 Seiten. 1929. RM 24.—*

Avitaminosen und verwandte Krankheitszustände.

Herausgegeben von W. Stepp und P. György. ⟨Aus „Enzyklopädie der klinischen Medizin", Spezieller Teil.⟩ Mit 194 zum Teil farbigen Abbildungen. XII, 818 Seiten. 1927. RM 66.—*

Die experimentellen Grundlagen der Vitaminlehre und Nachtrag: Die Isolierung des B-Vitamins. Von Professor Dr. W. Stepp-Breslau. — Zur pathologischen Anatomie der experimentellen Avitaminosen. Von Dr. Berthold Kihn-Erlangen. — Xerophthalmie und Keratomalacie. — Rachitis. — Die Tetanie der Kinder. — Osteomalacie und die „idiopathische" Tetanie der Er-wachsenen. — Der Skorbut im Säuglings- und Kindesalter. Von Privatdozent Dr. P. György-Heidelberg. — Skorbut der Erwachsenen. Von Dr. V. Salle-Berlin. — Alimentäre Anämie im Säuglings- und Kleinkindesalter. — Die Beziehungen des Wachstums und der Resistenz zu den Vitaminen. Von Privatdozent Dr. P. György-Heidelberg. — **Beriberi.** Von Professor Dr. J. Shimazono-Tokyo. — Über Segelschiffberiberi. Von Obermedizinalrat Professor Dr. B. Nocht-Hamburg. — Pellagra. Von Dr. C. H. Lavinder-New York. — Ödemkrankheit. Von Professor Dr. A. Schittenhelm-Kiel. — Spru. Von Professor Dr. Walther Fischer-Rostock. — Sachverzeichnis.

Pathologische Anatomie und Histologie des Herzens und der Gefäße. ⟨„Handbuch der speziellen pathologischen

Anatomie und Histologie", 2. Band.⟩ Mit 292 zum Teil farbigen Abbildungen. XII, 1159 Seiten. 1924. RM 156.—, gebunden RM 159.—*

Inhaltsübersicht: A. Herz. Von Professor Dr. J. G. Mönckeberg-Bonn und Geheimem Medizinalrat Professor Dr. H. Ribbert†-Bonn. — 1. Die Mißbildungen des Herzens. Von Professor Dr. J. G. Mönckeberg-Bonn. — 2. Die Erkrankungen des Endokards. Von Geheimem Medizinalrat Professor Dr. H. Ribbert†-Bonn. — 3. Die Erkrankungen des Myokards und des spezifischen Muskelsystems. Von Professor Dr. J. G. Mönckeberg-Bonn. — 4. Die Erkrankungen des Herzbeutels. Von Professor Dr. J. G. Mönckeberg-Bonn. — B. Arterien. Von Professor Dr. L. Jores-Kiel. — C. Venen. Von Geheimrat Professor Dr. C. Benda-Berlin. — D. Lymph-gefäße. Von Medizinalrat Professor Dr. K. Winkler-Breslau.

Auf die Preise der vor dem 1. Juli 1931 erschienenen Bücher wird ein Notnachlaß von 10% gewährt.